老年介护技术教程

日本社会福利法人旭川莊　著

[日] 江草安彦　审阅

马伊里

Laonian Jiehu Jishu Jiaocheng

世界图书出版公司

上海·西安·北京·广州

图书在版编目(CIP)数据

老年介护技术教程/日本社会福利法人旭川荘著；(日)江草安彦，马伊里审阅. —上海：上海世界图书出版公司，2017.3(2020.5 重印)

ISBN 978 - 7 - 5192 - 2307 - 6

Ⅰ.①老… Ⅱ.①日… ②江… ③马… Ⅲ.①老年人－护理学－教材 Ⅳ.①R473

中国版本图书馆 CIP 数据核字(2017)第 020553 号

书　　名	老年介护技术教程	
	Laonian Jiehu Jishu Jiaocheng	
著　　者	日本社会福利法人旭川荘	
审 阅 者	[日] 江草安彦	
	马伊里	
责任编辑	魏丽沪	
装帧设计	上海永正彩色分色制版有限公司	
出版发行	上海世界图书出版公司	
地　　址	上海市广中路 88 号 9 - 10 楼	
邮　　编	200083	
网　　址	http://www.wpcsh.com	
经　　销	新华书店	
印　　刷	上海景条印刷有限公司	
开　　本	890mm×1240mm　1/32	
印　　张	6.50	
字　　数	157 千字	
版　　次	2017 年 3 月第 1 版　2020 年 5 月第 2 次印刷	
书　　号	ISBN 978-7-5192-2307-6/R·409	
定　　价	28.00 元	

这本教材是日本社会福利法人旭川荘接受上海市民政局的要求，同时为了发挥"冈山—上海老年介护教员培训项目"（2005—2007 年）、"上海医疗福利相关人才培训项目"（2011—2013 年）（独立行政法人国际协力机构的"基层友好技术合作项目"）的成果，为今后上海市等的介护工作人员掌握基础知识而编撰。

编 者 名 单

审阅

日本社会福利法人旭川荘名誉理事长　江草安彦

中国政协上海市第十二届委员会常务委员　马伊里

协助

独立行政法人国际协力机构（JICA）

编写统筹

旭川荘日中医疗福利研修中心所长　板野美佐子

旭川荘日中医疗福利研修中心副所长　小幡笃志

著者

江草安彦　旭川荘名誉理事长

小池将文　川崎医疗福利大学教授

增田雅畅　冈山县立大学保健福利学部教授

松本好生　　旭川莊医疗福利研究中心所长
森繁树　　　旭川敬老园园长
石桥真二　　旭川莊厚生专门学院院长代理
土屋基巳　　旭川莊厚生专门学院副院长
藤原美惠子　旭川莊厚生专门学院介护福利科科长
田中泉　　　旭川莊厚生专门学院介护福利科教务主任
石川静叶　　旭川莊厚生专门学院介护福利科专任教员
斋藤真智子　旭川莊厚生专门学院介护福利科专任教员
中西贵子　　旭川莊厚生专门学院介护福利科专任教员
小渊顺子　　旭川莊厚生专门学院介护福利科专任讲师
增田心子　　旭川莊厚生专门学院看护科元教员
冈本澄江　　旭川莊厚生专门学院看护科元教员
藤森保枝　　旭川莊厚生专门学院看护科元教员
小幡笃志　　旭川莊日中医疗福利研修中心副所长

插图

森千惠、清原素野子、森志津惠

审校

周国荣、周金美、张静芬、陈毅俊、奈须翔子、藤原讲平

序

现今，几乎在所有的国家、地区的人口结构中都呈现出少子老龄化趋势。特别是在亚洲各国这种倾向犹甚，并且家庭结构也进一步趋向小型化。

虽然每个人在不同年龄阶段将面临着不同的问题，但到了老年，其烦恼都有着相似之处：① 生活能力的下降；② 智力的衰退；③ 孤独，等等。也因此造成老年人难以积极、主动地营造自己的生活；生活自立性受到限制；需要亲人和朋友们的帮助。当老年人需要帮助的程度和量超出一定限度时，这个帮助就要靠相应的专业人员提供服务，这种服务即被称为"社会性介护"。

在日本，这种支撑着老年人生活的专业人员叫"介护福利士"。日本的介护福利士已有近 30 年的历史，现在完全可以说，介护福利士是帮助老年人生活的主力军。

介护服务不仅需要和从事① 护理、医疗；② 社会福利；③ 养老金；④ 生活文化；⑤ 家务管理等专业人员互相配合，还需要和对人生的终点给予启示的宗教人士等互相配合。为了让每个不同人格的老年人都生活得有意义，必须提供全面的介护服务。

所有以维护老年人各方面权利为目标的工作广义上皆属于介护服务的范围。所以，上述的各相近专业既要在理念上又要在技术上相互保持密切配合。

现在,日本的介护服务现状得到了社会的一定理解,但诞生初期大家为命名此项工作煞费苦心。

既不是护理又不是康复,也不属于医疗。经过种种形式、不同方向的仔细推敲,最终命名为"介护"。所以,可以说了解介护的历史过程才能最好地理解介护的本质。

这种涉及各领域的综合性亦为"介护服务"的特征。

在中国,通达中日两国国情的诸位人士也对这个工作的"内容和名称"进行了长期的、认真的讨论,渐渐地加深了对"介护"这一新概念的理解。为了实现优质的介护,大家应该着眼于提高介护服务的质量、介护专业人员的水平。

所以,在老年人口激增的时期介护专业人才的培养是迫在眉睫有待解决问题,也可以说有系统地培养介护的理念、知识和技术最为重要。

最后,期望大家通过本书能对介护的本质、介护的实践和介护的综合性等有关知识达到一定的理解和掌握,我们今后也将进一步努力丰富本书的内容。

江草安彦

> 如《序》所述,鉴于介护的定义,本书不使用"老人护理"一词,而采用更为准确的"介护"。
>
> 另外,本书使用的"介助"一词,是指为了老年人能自立行动而进行的帮助行为。

前　　言

　　这本教程是社会福利法人旭川莊应上海市民政局的要求而编写，旨在展示和推广"冈山—上海老年介护教员培训项目（2005—2007年）""上海医疗福利相关人才培训项目（2011—2013年）"（独立行政法人国际协力机构的"基层友好技术合作项目"）的成果，是为今后上海市乃至全国的介护工作人员掌握基础知识而精心编撰。

　　本教程得到了独立行政法人国际协力机构（JICA）的协助。

　　本教程在编辑过程中有以下人员的参与：

　　板野美佐子、小幡笃志

　　本教程在写作过程中有以下人员的参与：

　　小池将文、增田雅畅、松本好生、森繁树、石桥真二、土屋基已、藤原美惠子、田中泉、石川静叶、斋藤真智子、中西贵子、小渊顺子、增田心子、冈本澄江、藤森保枝、小幡笃志

　　本教程在插图过程中有以下人员的参与：

　　森千惠、清原素野子、森志津惠

　　本教程在审校过程中有以下人员的参与：

周国荣、周金美、张静芬、陈毅俊、奈须翔子、藤原讲平

在这里一并表示衷心的感谢。

同时本书出版也得到了世界图书出版上海有限公司、上海瑞福养老服务中心的大力支持，也在此表示衷心的感谢。

目　　录

第一章

日本社会福利制度等

一、日本社会福利的历史沿革及概要

（一）社会福利的意义

"社会福利"有多种定义，这里特指政府为无法独自解决生活困难的人提供援助。通过个人的努力无法解决的生活中的诸多困难中，有残障、失业、老龄、歧视、虐待等，但从历史上来说"贫困"是最初的有待解决问题。任何国家、任何时代都存在因各种原因而无法解决衣食住问题的贫困阶层，随着城市化发展，还形成了贫困阶层聚集的贫民窟等。从维持社会稳定的观点来看，这些问题无论是在卫生方面还是在治安方面都不能放任不管，但它们又无法用取缔等强制性手段解决，于是国家开始从政策上开展起社会福利事业。

社会福利主要包括作为扶贫对策的政府救济（最低生活保障）、解决独居老人及老年人介护问题的老年福利、以保障就业及消除歧视为目的的残障人士福利，以及为孤儿和双职工家庭等提供养育帮助的儿童福利等。

（二）社会福利的理念

国家在建立社会保障或社会福利体系时遵循的道义和理念是以在西欧诞生的尊重人权之理念为基础的，人权包括言论表现的自由、选择职业的自由等自由权，也包括在性别和种族上不受歧视的平等权等。但社会福利的理念遵循的是国家保障国民能像人一样生活的生存权。首部明确规定生存权的宪法是德国的《魏玛宪法》,之后联合国的《世界人权宣言》和许多国家的宪法中都有保障生存权的规定。

另外,关于正常化的理念。其源头来自丹麦,从人们对于用收容所将智障者隔离开来的做法产生疑问而开始,其后发展为社会福利的重要理念,并扩展到全世界。它指的是社会共生理念,即建设一个不把残障人士和老年人与社会隔绝开来、使其能够与其他人一起生活的社会。

尊重人权和正常化的理念,现今已成为发达国家共通的价值观,它和近来在欧洲得到广泛认可的另一种理念,即接纳那些通常被社会排除在外的人们,使他们成为社会的一员的"社会融入"原则一起,体现了社会福利政策的目标与方向。

(三) 日本社会福利制度的历史沿革

1. 起步于福利三法体制

日本构建真正的社会福利制度的工作开始于第二次世界大战之后(1945 年)。在战败后的混乱时期,制定了救济生活贫困者的《生活保护法》(1946 年)、解决战争孤儿等问题的《儿童福利法》(1947 年)、帮助战争中的受伤者实现康复和自理的《残障者福利法》(1949 年),称为福利三法体制,是福利制度的开始。在财政状况十分严峻的时代,福利服务的基础非常薄弱,主要在中央政府的主导下,通过行政权限和决策确定所需服务的人的优先顺序,提供入住福利机构等相关的服务。这是一个所谓的行政措施(基于行政权限实施的措施)制度,接受服务的人并没有选择权。

当时,老年人的赡养和介护问题被认为是家庭内部的问题,因此福利仅针对那些无依无靠且生活困难的老年人,按照生活保护法的规定,作为生活困难者提供了相应的救济。

2. 社会保障制度的建立和拓展期

20 世纪 60 年代,飞速发展的工业化进程带来了经济的快速增长,为了尽快跨入发达国家的行列,日本开始构建医疗保障和收入保障制度等社会保障制度。日本社会保障制度的构筑,是以应用源于德国的保险技术的社会保险体制为核心,按照企业职工、公务员、个体经营者等划分为不同保险群体,构成医疗保险和养老保险,国民必须归属于其中某个群体,由此实现了全民皆享受医疗保险、养老保险(1961 年)。在其后经济顺利发展、财政收入增加的背景下,医疗保险和养老保险不断得到完善和充实。

在社会福利领域,由于通过了 1960 年制定的《智障者福利法》、1963 年的《老人福利法》、1964 年的《母子福利法》,形成了被称为"福利六法体制"的制度。这个时期推动社会福利的主要方法是在全国各地建立福利机构,对难以适应社会的残障人士、老年人、儿童等一起加以保护。

3. 老龄化进程与制度的修订

经济增长使人口向城市地区集中,同时,家庭规模的小型化削弱了传统的家庭功能,使老龄化问题日益凸显。在主张应该支援为复兴日本经济做出巨大贡献的老年人的政治潮流下,20 世纪 70 年代扩充了养老金制度,开始实施老年人免费医疗等政策。然而,随着老龄化的进展,这些政策造成医疗费不断增加,养老金财政状况的恶化,到了 80 年代,事态进一步恶化,政府不得不对相关制度进行重新审视。特别是某些现象的出现,例如虽然人老后都会因身体老化出现各种不适,但是有些并不需要特别治疗的人却在医院开出大量的药,或者因不必要的住院导致病床紧张等,老年人医疗费的上涨造成医疗保险财政吃紧,并演变为政治问题。无论从财政还是从有效使用医疗的角度来看,老年人免费医疗政策都是个问题,这一政策在养老金制度建立 10 年后,即 1983 年被废除。

联合国宣布 1981 年为国际残疾人年之后,正常化的理念在日本逐渐被认知,社会福利政策也从以机构服务为主开始向重视居家福利和社区福利的政策转变。推动这一转变的契机是 1989 年、1990 年的消费税的实施,以扩大老年人居家福利为目标的黄金计划的制订以及为了推动地方分权将福利服务权限划归市镇村(注:相当于中国的市级以下行政单位,以下相同),一体化管理的社会福利相关法律的修订。之后,这种转变中又融入了应该由接受服务者自行选择和决定接受怎样的服务、接受何种程度的服务的理念,促进了 1997 年的《介护保险法》的出台和 2000 年实施的社会福利基础结构改革。

4.《介护保险法》的制定

到了 20 世纪 90 年代,老年人更加长寿,长期卧床和罹患痴呆症(dementia)等需要介护的老年人数量不断增加,家庭中由谁来介护、虐待老人等社会问题进一步凸显。在家庭规模小型化、家庭功能弱化的背景下,不可能再将老年人介护问题视为单纯的家庭问题。另一方面,接收需要介护老人的养老机构的建设时间和成本都远远超出预期,并且从正常化的理念来看需要一个全社会共同支撑老年人介护的新体系。于是,经过长时间研究讨论,出台了《介护保险法》(1997 年)。

(四) 日本老龄化的特征

截至 2013 年,65 岁以上的老年人占日本总人口的比率为大约 25%(即每 4 个人中就有 1 个老年人),预计 2060 年将达到约 40%(每 2.5 个人中就有 1 个老年人)。日本老龄化的特征有以下几点。

（1）老龄化的历史始自 20 世纪 70 年代前后，晚于西欧各国。

（2）作为老龄化速度的国际性指标，通常用从 7% 升到 14% 的老龄化率（人口中 65 岁以上老年人所占比率）需要多少年来比较。欧洲各国用了 60～100 年以上，相比之下日本仅用了 24 年，老龄化的速度非常快。也就是说，对应老龄化的社会体制变革时间十分短促。

（3）将来老龄化达到的程度很有可能在发达国家中最高，并且罹患痴呆症及需要介护的风险逐渐升高的 75 岁以上老年人的数量将大幅度增加。

导致以上这些特征出现的原因有以下几点。

（1）第二次世界大战后的婴儿出生高潮之后，出生率逐步下降。

（2）因为医学的发展、生活环境的改善、营养均衡的饮食等，使日本人的寿命不断延长。

> 2013 年　　男：80.21 岁（世界第 4 位）
>
> 　　　　　　女：86.61 岁（世界第 1 位）

（3）近年来在越来越多的女性参加社会工作等背景下，晚婚、不婚的人越来越多，导致出生率急速下降。

（五）日本的社会福利行政体系

日本的行政分为国家、都道府县（注：相当于中国的省级行政单位，以下相同）、市镇村三层结构。根据宪法的三权分立原则，关于国民的权利义务的法律制定权限归立法机构即国会,而依照这些法律执行各种政策的权限归行政机构即内阁。此外,确证法律是否得到了合理运用的是具有司法权的法院。作为中央政府的国家与作为地方政府的地方自治体(都道府县、市镇村)之间的关系原则上是对等的,但地方自治体也要遵循国会制定的法律。第二次世界大战之后的一段时期里,由于地方自治体的财政资源及人力资源都很匮乏,行政主要是在中央政府的主导下进行,很难谈得上对等的关系。但其后通过改革的实施,地方分权不断得到推进。

在社会福利行政方面,按照国家制订的方针,由设置在都道府县或市政府里的福利事务所作为基层行政机构,以最低生活保障为重点,全国统一开展提高社会福利水平的工作。关于儿童福利,则在各都道府县设置了配备专职人员的儿童咨询所,成为最基层一级的行政机构。

这样的中央集权式的行政运作一直持续到了20世纪80年代,全国的卫生和福利水平不断提高,正常化理念也得到普及,社区福利服务逐渐受到重视。比起全国整齐划一的行政运作,时代的发展要求各个地区发挥独特的创新能力。于是社会福利行政的实施权限被转移到基层自治体即市镇村层面。在从中央集权到地方分权的变化过程中,推动了市镇村合并以及向地方转移财源和权限的工作。现在,老年人及残障人士的福利制度、介护保险制度由市镇村负责实施。

二、日本介护保险制度的概要

（一）介护保险的理念

需要介护的老年人增加会给家庭带来介护负担，需要介护服务带来的大部分费用由医疗制度承担会造成医疗费不断增加，为了解决这些问题，1997年日本建立了由全社会支撑介护的"社会保险"体系，制定了将医疗服务和福利服务有机地结合在一起的介护保险制度，并于2004年4月开始实施。该制度使日本福利制度的基本观念彻底转变。之前的福利制度是针对生活上存在困难的人，由政府判断提供服务的必要性和相应的程度，也就是单方面地提供服务的方式；而介护保险则是从尊重需要介护者的尊严的角度出发，采取了由本人选择和决定想要接受的服务，并与相关企业签订合同并接受服务的方式。同时，为了贯彻正常化的理念，还不断完善上门介护等可以在家里接受的"居家服务"，以便尽可能使需要介护者不必入住机构，而是在自己住惯了的社区享受生活。

（二）介护保险的保险运营单位和参保人

介护保险虽然是全国统一的制度，但其实际的运作是由基层的行政机构也就是市镇村作为保险运营单位来进行的。介护保险参保人的资格为40岁以上的居民，其中65岁以上的居民（第1类被保险人)由市镇村直接征收保险费,40～64 岁的居民(第 2 类被保险人),介护保险费与医疗保险一起征收。对于是否将 20 岁及以上的居民纳入被保险人和将残障人士纳入制度范畴,也曾经进行过探讨,但是考虑到会增加新的保险费负担等问题,目前暂且搁置(图 1-1)。

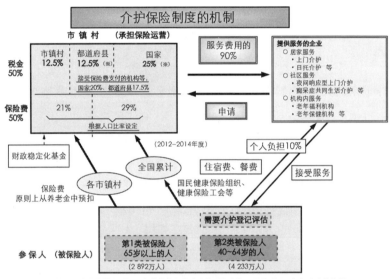

图 1-1　日本介护保险制度的机制

资料来源：日本厚生劳动省网站。

(三) 需要介护等级的评估及介护管理

1. 需要介护等级的评估

缴纳了介护保险的老年人遇到需要介护和支援的情况时,首先要向保险运营单位,即市镇村申请并接受需要介护等级的评估。

需要介护等级的评估从轻到重分为需要支援 1 等和 2 等、需要介护 1~5 等共 7 个等级。判定需要介护的等级，首先由市镇村派遣调查员进行 74 个项目的调查，经电脑判定后，加上主治医师提交的意见书，交由医生、护士及介护福利士等专业人员组成的机构（介护等级评估审查会）进行认定。如对认定结果不服，可以向都道府县提出行政复议。因为需要介护的程度会随时间发生变化，原则上需要介护等级的评估每 6 个月必须更新一次。

2. 介护管理

根据需要介护的等级，介护保险费支付额会有不同。如果是入住机构，介护等级相同的人的保险费支付金额也相同，但如果是接受居家服务，接受需要介护等级评估的老年人或家属可以从上门介护、日托介护等社区可提供的介护服务中，按照自己的需求合理选择相应的服务进行组合，在评估许可的总金额范围内，根据使用的服务量接受保险费支付。

鉴于需要介护者及家属在选择服务组合时往往很难自己做出决定，因此采取了新的介护管理方式，即新设置了专职人员即介护支援专员（介护专员），需要介护者及家属与介护支援专员签订合同，由这些介护支援专员听取需要介护者的意向进行服务组合，制订每个月的服务利用计划（介护计划）。介护计划也可以由需要介护者或家属自行制订。另外，需要支援 1~2 等级的人的介护计划由市镇村设置的社区综合支援中心负责制订。

要成为介护支援专员，需要有 5 年以上的老年人介护等实际经验，并且是医生、保健师、护士、社会福利士等医疗福利领域的专业人员，并需要通过国家考试。

需要介护者可按照介护专员制订的介护计划利用相关的服务，费用的 90% 由保险费支付。利用者只需每月向提供服务的企业交付费用的 10%，剩下的 90% 由服务机构向保险运营单位的市镇村报销。因为报销内容的核查和支付业务手续繁杂，所以还单独设置了审查支付机构。

在机构内接受服务的，则在机构入住后，由机构所属的介护专员制订介护服务计划（图1-2）。

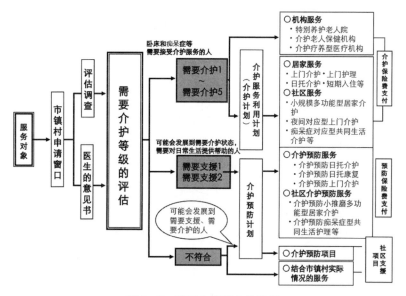

图1-2 接受介护服务的程序

资料来源：日本厚生劳动省网站。

（四）介护保险费的支付

介护保险费的支付分以下三大类。

1. 居家服务（在家接受服务）

● 上门类：上门介护、上门助浴、上门护理、上门康复

● 日托类：日托介护、日托康复、短期入住

● 其 他：福利用具的租赁及购买、住宅改装等

2. 社区服务
- 小规模多功能型居家介护
- 定期巡回及随时对应型上门介护护理
- 痴呆症共同生活住宅等

3. 机构服务(在入住机构接受服务)
- 介护老人福利机构
- 介护老人保健机构等

(五) 介护保险制度的修订

迄今为止介护保险制度有过以下修订。

1. 2005 年

需要介护等级评估的人,尤其是轻度的人数显著增加;入住机构服务需求增大;老年痴呆症患者的人数增加。为了对应这种现状,政府进行了如下修订。

1) 向重视预防型体系的转换

对介护等级评估方法进行了调整,新设定了对介护等级较低的人提供预防性服务。另外,在每个日常生活可达范围内设立一个社区综合支援中心,开展预防保险费支付的介护管理。

2) 机构服务保险费支付的调整

入住机构的餐费、水电取暖费等住宿费用与居家服务一样,由服务对象个人负担。

3) 新型服务体系的确立

在每个日常生活可达范围内设立以社区居民为对象的社区服务等。

2. 2008 年

由于介护服务机构违法违规事件频发,为防止再次出现类似情况,实现介护机构的合理化运营,规定相关企业必须建立健全业务管理体制等。

3. 2012 年

为了使老年人能在自己常住的社区实现生活自理,构建旨在全面提供医疗、介护、预防、居住、生活支援服务的"社区综合介护体系",政府再次对法律进行了如下修订。

1)强化医疗和介护的联合等

推动面向需要介护者提供医疗、介护、预防、居住、生活支援一体化服务的综合性支援(社区综合介护);针对独居及重度需要介护者等对象,设立 24 小时对应的定时巡回及随时对应服务、复合型服务。

2)确保介护人才与提高服务质量

允许介护福利士及受过一定专业教育培训的介护人员等提供吸痰等相关医疗服务等。

4. 2014 年

作为配合消费税上涨的社会保障制度改革的一部分,为构建高效率高品质的医疗提供体制及社区综合介护体系,推动社区医疗和介护的综合性保障,政府对医疗法、介护保险法等同时进行了修订。

1)创设新基金并强化医疗和介护的联合

为开展都道府县项目计划中规定的医疗和介护项目(划分和协调病床功能、推动居家医疗与介护等),利用消费税增收部分在都道府县创立了新的基金。另外,为了强化医疗和介护的联合,由厚生劳动大臣决定出基本方针。

2)确保社区高效率的医疗提供体制(医疗法相关内容)

医疗机构向都道府县知事报告病床的医疗功能(高度急性期、急性期、恢复期、慢性期)等,都道府县根据报告,在医疗计划中制订社区医疗构想(社区医疗提供体制的长期规划)。

3）构建社区综合介护体系及费用负担的公平化（介护保险法相关内容）

结合推动居家医疗和介护联合等市镇村实施的"社区支援项目"，将全国统一的预防保险费支付（上门介护、日托介护）转移到社区支援项目，实现多样化。另外，对于特别养护养老院，则把重点放在对居家生活有困难的中重度需要介护者（需要介护3级以上）的支援上。

三、日本的介护人员培养制度

（一）日本的"介护福利士"

日本建立了有关介护福利士（Certified Care Worker）的国家资格制度，其法律依据是 1987 年制定的《社会福利士与介护福利士法》。推动介护相关资格制度法制化的背景，是鉴于当时日本社会的老龄化进程加剧，老年福利机构等的介护人员及上门介护人员等不断增加，同时实际介护工作的第一线也强烈期待将有关资格制度化。

虽然在 1985 年前后，日本 65 岁以上人口的比率还只有10.3%，但当时日本已经预见到了社会的老龄化将会急剧发展，并且，伴随老龄化的发展，介护服务的需求必定也会大增，因此社会对于提高服务质量的必要性的关注度越来越高。之后，日本的老龄化率逐年升高，在介护保险开始的 2000 年达到了 17.4%，2005 年为20.1%，2013 年则高达 25.1%，目前已成为世界老龄化率最高的国家。

《社会福利士及介护福利士法》中，首先在第 1 条规定，"制定本法的目的是规定社会福利士及介护福利士的资格，致力于其业务的规范化，以此推动社会福利的发展"。关于介护福利士从事的业务，第 2 条第 2 款的定义为，"使用介护福利士的名称，运用专业的知识及技术，对由于身体或精神上的障碍影响日常生活的人依据其身心状况进行相应的介护，并对接受介护的本人及其介护人进行介护指导为职业的人"。也就是说，法律规定介护福利士不仅自身要进行专业介护，还应具备介护指导的能力。

（二）日本的养老机构

下面介绍一下介护福利士工作的场所，即"养老机构"。

2012 年，日本主要的养老机构有下列几种类型：特别养护养老院 6 590 所，养护养老院 953 所，收费养老院 7 519 所，经济型养老院 2 182 所。

其中，最需要介护服务的特别养护养老院是一种官方管理色彩较强的机构，不仅在《老人福利法》规定了其定位，同时在《介护保险法》中也作为介护老人的福利机构作了明确规定，且规定其运营主体为社会福利法人或地方自治体。入住对象为年龄 65 岁以上、被评估为需要介护 3～5 等级、处于随时需要介护的状态，且在家里接受介护有困难的长期卧床病患或老年痴呆症患者。因特别养护养老院是一种官方管理色彩较强的机构，会对于低收入者从介护保险制度中以补充保险费支付的方式给予部分费用的补贴，因此付较低的费用即可利用。另外，虽然原则上规定，特别养护养老院需要介护对象和机构之间签订合同才能入住，但如果属于无法签订合同的情况［受到虐待，或无法申请介护保险评估的情况（例如由于痴呆等不能表达自己的意愿）］，可以由政府出面干预使之优先入住。

同样《老人福利法》中规定的养护养老院，是供经政府认定具有一定条件的人可以入住的机构。该条件为虽然不需要重度介护，但由于无家也无亲人、经济困难等环境及经济上的原因，无法在家里独自生活的人。

（三）日本介护人才培养的现状

在日本要成为介护福利士有两种渠道：专业培训学校（培训

机构)渠道和实践经验渠道。截至 2013 年 9 月,取得介护福利士资格的人大约有 118.4 万人。其中,通过培训机构取得资格的为 30.3 万人,通过实践经验取得资格的为 88.1 万人。具体如图 1-3 所示。

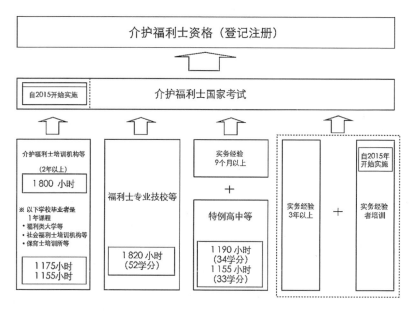

图 1-3　日本介护福利士资格的取得方法

关于取得资格的具体方法,国家就资格考试的方针和教学内容等提出了一定的要求,培训机构的指定和国家资格考试的实施都在这些要求的指导下进行。介护福利士的考试分笔试和操作技能考试,只有通过了笔试的人才能参加操作技能考试,但是现在规定也可以通过事前培训代替操作技能考试。另外,笔试内容主要针对"人类与社会领域""介护领域""精神与身体的构造领域"的知识和技能,操作技能考试主要考查"有关介护等的专业技能"(表 1-1)。

表 1‑1　培养介护福利士的培训机构的教学内容

领　域	教　学　内　容	小时数/小时
人类与社会	人类的尊严与自立	30
	人际关系与沟通	30
	对社会的理解	60
	有关人类与社会的选修科目	120
	合计	240
介　护	介护基础	180
	沟通技巧	60
	生活支援技术	300
	介护过程	150
	介护综合演练	120
	介护实习	450
精神与身体的构造	对发育与老化的理解	60
	对痴呆症的理解	60
	对残障的理解	60
	精神与身体的构造	120
合　　计	1 800	

注：以上内容是在法律第 39 条第 1 项规定的培训机构中，经过 2 年以上的学习取得资格的人应学习的小时数。

另外，仅靠从培训机构毕业，通过国家考试并不能成为介护福利士。要成为介护福利士，需要在培训机构毕业，并通过国家考试后，在国家指定的登记注册机构申报姓名、出生年月日等事项，方可登记注册介护福利士的资格。

(四) 日本社会的少子老龄化、人口减少

　　学习介护专业的人，了解老年问题的时代变迁及目前所需要的介护方式等非常重要。为了能够切实满足社会需求，还需要具备全社会的老龄化问题及人口结构等各方面的基础知识。

　　2016 年日本的人口跌破 1.26 亿人，据推测，到 2030 年将减少到 1.17 亿人，2048 年将减少到 9 913 万人，即跌破 1 亿人口大关，而到 2060 年将进一步减少到 8 674 万人［国立社会保障与人口问题研究所的《日本的未来人口预测（2012 年 1 月预测）》］。另外，劳动年龄人口（15～64 岁人口）从 2010 年的 63.8％开始持续减少，预计到 2017 年将降到 60％以下，到 2060 年将降到 50.9％（图 1-4）。另一方面，2010 年的老龄化率（老龄人口占总人口的

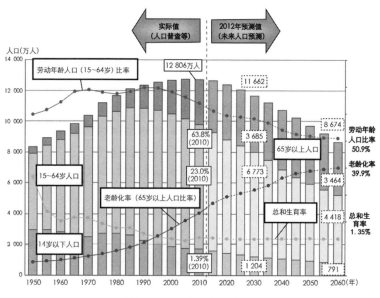

图 1-4　日本的人口问题

比率)为 23.0％,而 50 年后的 2060 年将达到 39.9％(每 2.5 个人中即有 1 人为 65 岁及以上的老年人)。

　　人口的增减直接影响到国力,也和经济和外交有重大关系。日益严重的少子化问题在日本受到关注时日已久,而针对今后老年人的生活与介护问题,需要转换思维方式和观点,进行更深入的探讨。

四、其他国家的社会福利制度

本节将介绍其他国家的社会福利制度,特别是韩国的介护保险制度。

(一) 韩国的介护保险制度概要

韩国的 GDP(国内生产总值)(2013 年)排在世界第 14 位,在亚洲仅次于中国、日本、印度,位居第四。2013 年人口的老龄化率达到了 12.2%,与日本相比,韩国老龄化率水平仅有日本的一半,仍然是非常"年轻的国家"。然而,随着少子化的发展,可以预测老龄化将会加速。从表示老龄化速度的"倍化年数"(老龄化率从7%到 14%所需年数)来看,日本花了 24 年,而韩国预计只需要19 年。

进入 21 世纪以后,韩国开始探讨介护保险制度。探讨过程中参考了日本和德国的制度,2007 年 4 月制定了相关法律,并于2008 年 7 月开始实施介护保险制度。从全世界来看,韩国是仅次于德国(1995 年 1 月开始实施)、日本(2000 年 4 月开始实施),第三个正式实施介护保险制度的国家。

韩国的介护保险制度的正式名称为"老人长期疗养保险制度",法律的名称为《老人长期疗养保险法》。

1. 管理及运营体制

韩国政府的保健福利部(相当于日本的厚生省)负责法律的实施、介护保险制度的运营、介护保险费额的决定等业务。地方自治体虽然不是保险运营单位,但负责指定、指导及管理介护服务企业和机构和老年人福利行政工作。

2. 保险运营单位

保险的运营单位是国民健康保险公团。该公团原来是作为医疗保险,即国民健康保险制度的保险运营单位特别设立的。介护保险制度创立时,该公团又被赋予了介护保险制度运营单位的职能。作为保健福利部监管下的唯一的保险运营单位,不分地区负责全国统一的介护保险运营。

另外,韩国的医疗保险制度与国民健康保险制度实行了一体化管理,所有国民都是国民健康保险的参保人。

3. 参保人

医疗保险的参保人(20 岁以上)即为介护保险的参保人。

4. 保险费支付的对象

原则上是 65 岁以上需要接受介护的人。另外,未满 65 岁,但患有老年性疾病需要介护的人也属于保险费支付的对象。

5. 需要介护等级的评估

需要介护等级的评估由设在国民健康保险公团的各个支社的等级认定委员会负责。具体流程如下:需要介护服务的人① 向各支社申请,并附上主治医生的意见;② 公团的工作人员到申请人家里,就 52 个问题进行提问,并通过电脑进行初步认定;③ 等级认定委员会根据初步认定结果及医生的意见书做出需要介护程度的评估。

需要介护程度从重到轻分 1 等、2 等、3 等三个等级。与日本的制度相比,大概相当于日本的需要介护 3 等以上的人才可成为介护对象,轻度的人不在对象之内。

接受介护评估的人可以自行选择服务机构,根据合同利用相关的服务。韩国没有日本的通过介护支援专员(介护专员)进行介护管理的制度。

6. 保险费支付的种类

居家服务分为：① 上门介护；② 上门护理；③ 上门助浴；④ 日托服务；⑤ 短期入住；⑥ 福利用具的租赁和购买。

机构服务分为：① 介护疗养机构（老年人疗养机构等）；② 老人疗养共同生活家庭（共同生活住宅）。

对于进行介护的家庭成员的现金保险费支付分为两类情况：① 家庭疗养费（住在山村、离岛等偏远地区难以接受居家服务的情况下）；② 取得介护疗养士的资格后对需要介护的家属进行介护时等。

7. 自己负担比率

介护服务利用者的自付比率，利用机构服务的为 20%，利用居家服务的为 15%。但是，一定收入水平以下的低收入者，或由于自然灾害等生活困难的人的自付金额减半。享受低保的人免费。

8. 财源构成

国家除负担保险费支付金额的 20% 以外，还和地方自治体一起负担享受低保者的自付费用、医生诊断费用等费用的全额，剩余部分从征收的保险费中支出。2011 年，参保人的缴纳保险费，每人的月缴金额，个体经营者等大约 2 300 韩元，工作单位群体（公司职员等）为大约 4 500 韩元。有工作单位的参保人的保险费由单位和本人各缴一半。

（二）韩国介护保险制度的特点与实施情况

韩国的介护保险制度是利用医疗保险制度创立的。例如，保险运营单位及参保人的范围与医疗保险制度一致，保险费也和医

疗保险费一同征收。而日本则不同,在医疗保险制度之外另设了
一个制度。此外,日本是由市、镇、村作为介护保险的保险运营单
位,介护保险制度的运营与市、镇、村的老年福利行政基本上实现
了一体化。相比之下,韩国的国民健康保险公团与地方自治体是
完全不同的机构,地方自治体的老年福利行政与公团进行的介护
保险制度的运营没有直接关系。

　　在韩国,被评估为需要介护者的人数截至 2013 年 4 月约为 35
万人,相当于老龄人口的 5.7%。需要介护评估的申请人最终被
评估为需要介护的比率约为 54%。由于需要介护的程度仅限于
中度和重度,即使申请也有将近一半的人不能被评估到。2013 年
度 3 级的对象范围稍有扩大。

　　从介护服务的利用情况来看,居家服务占了大约 6 成,机构服
务大约占 4 成。在居家服务中,选择上门介护的较多,选择日托服
务的非常少,这一点和日本有所不同。机构服务方面,截至 2012
年,老人长期疗养机构为 2 610 所,老人疗养共同生活家庭(共同
生活住宅)为 1 742 所。

第二章

介护的基本理念

一、介护的基本理念

（一）介护相关专业知识与技术的必要性

"介护"要面对和自己完全不同的介护对象的"身体"和"精神"的两个方面。只一知半解地看着别人模仿，或者独自判断行动，都可能带来危险。就身体方面而言，不必要的动作，或稍有疏忽就有可能导致介护对象受伤；相反，对介护对象自己能做到的也出手相助，可能会剥夺介护对象现存的能力。此外，还需要照顾到介护对象的"精神"方面，介护人员不经意的言论和轻率的语言，也许会严重损害对方特有的"老年人的心灵"，甚至有可能导致痴呆症病情的进一步恶化。

那么，从事介护服务的工作人员需要具备哪些能力呢？日本进行介护福利士教育时，除了要求掌握具体的身体动作等相关知识和技术外，还要求应具备以下能力：① 努力体会对方的感受、站在对方的立场上思考问题；② 从其心理和社会性的援助需求等人格整体上着眼介护；③ 对医学、护理、康复与心理等其他领域知识的基本理解；④ 顺畅沟通的能力；⑤ 准确地记录、记述与合理的管理记录的能力等。无论是机构介护还是居家介护，都需要具备这些能力，也就是说作为为人提供帮助的专业人员必须掌握相应的知识和技术。

实际上，在日本的介护工作中，例如居家介护服务，虽然从生活状态来看有些老年人显然非常需要介护服务，但由于提供介护服务的单位及介护工作人员专业能力不足，这部分老年人往往无法享受到相应的服务。即使是一些机构内，也由于介护工作人员缺乏足够的介护专业知识和技术，导致一些介护对象的状态持续恶化。所以这种事态发生时，不能简单地归结于人手不足的问题，这是服务提供方面缺乏介护的"专业性"的问题。就是说，由于未能提供合理的专业介护服务而导致需要介护状态进一步加重。

（二）提供介护服务的真正目的是什么——个性化支援的重要性

无论是机构介护还是居家介护，介护服务的目的都是为介护对象提供日常的"生活支援"。这意味着即使介护对象存在严重残障，需要介护服务，介护对象依然是自己生活的主人公，介护服务仅限于为此提供相应的支援。

提起介护服务工作，通常人们都会联想到为身障人士提供介助和家政服务的行为。但是，从介护对象的角度看来，无论是家务、日托等居家介护服务，还是在机构接受的介护服务，都不过是一种手段，是帮助自己过自己想要的生活的手段。换句话说，身体的介助和家政服务等行为本身并非介护服务的目的。介护对象即使是处于需要介护状态，也要维持自己本来的生活节奏，度过自己"基本满足的每一天"。帮助其实现这种普通的日常生活，才是专业介护服务应起的作用。

但是，当没有学过介护知识的人从事这一工作时，会以完成任务的意识机械地进行身体介助和家务，这可能会忽视接受介护服务的人的情绪和每个人的个别情况。如果心里想的是要先完成上司交代的任务，就很难顾及介护对象的心情。因此，介护对象的小小愿望往往被认为是"任性"，和介护对象的愿望相比，尽快完成任务的想法占了上风,甚至把介护对象当成"物品"而不是"人"来对待。忍受这种劣质的介护服务,会使接受服务的老年人的能力加速衰退,甚至还会造成丧失"生存的欲望"。这些不合理的介护当中,原本介护对象可以做的事情也被介护人员越俎代庖的"过度介护"也包括其中。

介护对象本人即使已经处于需要介护的状态,需要别人提供帮助,但仍然要使其每天生活得快乐而充实,这就需要为其备好"生活"的条件和环境,这才是专业的、高品质的介护服务应起的作用。这意味着通过相应的介护,使需要介护状态的介护对象不是被动地"活着",而是积极地"生活",这才是介护专业人员应追求的介护服务方向。换言之,介护服务的目的,在于为介护对象各自的"生活"提供支援。因此,从事介护服务的工作人员需要思考每一位介护对象各自适合的"个别生活"应该是怎样的生活。

此外,不仅介护工作人员和介护对象的生活感受和生活时间规律相异,而且每一位介护对象也各不相同。只有在正确理解了这些差异之上提供服务,才有可能实现所谓的"个别支援"服务。

介护服务的最终目标不同于医疗服务,并不是要治愈造成介护状态的疾病和损伤。介护服务的目的是为介护对象提供帮助,使他们在残障和年老的状态下,也能度过自己基本满足的每一天。从这个意义上讲,所谓介护服务目标,并不是靠介护人员单方面的愿望和努力就能够实现的,还需要接受服务的介护对象本人充分认识现实,要使其有意识地接受自己的介护状态,实行"生活的重新构建"。

近些年,日本开始强调介护服务应发挥的作用是"生活支援",但这并非意味着介护服务只承担辅助介护对象的"生活行动"。介护对象虽然处于介护状态,也要使其能够度过自己认为是有价值的生活,为达到该目的而提供的相应支援即所谓的"生活支援"介护服务。

换言之,就是要求介护工作人员不仅在"行动"上、在介护技术上要有专业性,还要通过自己的支援服务使需要介护服务的当事人能感受到是自己主宰着自己的生活,要掌握这种为"人"服务的全面知识和技术。

(三) 医疗服务与介护服务的不同作用——首先是"治疗",其后是支撑"平稳的生活"

在为老年人提供介护服务时,需要将治疗伤病的医疗功能与支撑生活的福利、介护功能有机地结合在一起,提供一体化服务。而有些相关工作人员却认为,医疗服务在"上",介护服务在"下"。但是,需要介护的老年人并非只是"无法治愈的患者",换个角度来看,只靠医疗干预并不能改善他们的生活,他们也需要生活支援。

处于需要介护状态的人,不仅仅是"无法治愈的患者",还有因疾病或伤残等存在"生活障碍"的人,如果这样想,就应该可以理解支撑生活的介护服务的重要性。这意味着专业性介护,不应仅限于对本人的直接干预,对如何解决生活环境方面的问题的考虑也十分重要。具体来说,到了需要介护的状态,就会面临一系列"生活上的困难",减轻这些困难,不仅需要直接介助,而且还需要准备适当的福利用具,完善介护对象的生活环境,这才是专业性介护的重要意义所在(图 2-1)。

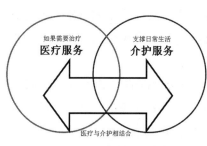

图 2-1　医疗护理与康复

医疗服务是对疾病和受伤等非日常状态进行干预的工作,而介护服务则是对"生活"这一日常状态提供支援的工作。因此,两者之间不存在哪个在上、哪个在下的问题,探讨治疗和治愈的可能性时,首先是以医疗服务为主,一旦结束重点治疗期,过渡到了日常生活稳定期,介护服务的作用就变得更为重要了。经过这样的梳理就不难发现,两者之间不是"医疗在上,介护在下"的关系,而是"医疗在先,介护在后"的关系。

但是,处于需要介护状态的人,往往在疾病和受伤的重点治疗结束后,仍然需要一定程度的医疗干预,并且为了进一步提高日常生活能力,治疗后的康复训练等也具有非常重要的意义。因此,作为处于非日常性"医疗服务"与支撑日常生活的"介护服务"之间的、将两者联系在一起的医疗护理人员和康复专业人员,他们应发挥的作用就显得尤为重要。

(四) 对"生活障碍"的认识——"本人"与"生活环境"的不协调

在考虑需要介护的状态,即"障碍"问题时,不能单纯地将其理解为个人的身体或精神方面的问题。"障碍"这一概念,与当事人本人的生活方式和社会关系有着密不可分的关联。

早在 1981 年这一国际残疾人年,WHO(世界卫生组织)就重新修订了《国际残损、残疾、残障分类(ICIDH)》,对障碍的概念进行整理归纳,将其分为"impairments(残损:功能障碍)""disabilities(残疾:能力低下)""handicaps(残障:社会不利)"。用简单的表述说明其中的内涵就是:"impairments(功能障碍)",指疾病或伤害导致身体某个部位受到损害,使该功能本身出现障碍的情况;"disabilities(能力低下)",是指例如腿脚功能和心肺功能受到损伤后,导致行走或跑步等能力方面的障碍;"handicaps

（社会不利）"，是指这些问题给就业和结婚等带来不利影响。通过这种整理归纳出"障碍"一词的概念涵盖了不同层面和意义，并且明确指出"障碍"对其社会关系的影响很大。

《国际残损、残疾、残障分类（ICIDH）》的理念，是从福利和康复的角度看待残障人士问题，这为"障碍"这一概念的变革起了推动作用。但也有人认为，这一概念还只停留在对"障碍"本身的关注。于是，2001 年召开的 WHO 大会以 ICIDH 修订版的形式，采用了"ICF（国际功能、残疾和健康分类）"定义的新概念。"ICF"的定义方式①被称为是"相互作用模式"，定义"障碍"概念时，从"障碍"对每一个人的生活及社会关系的具体影响上来考虑。定义应该采用的什么支援方式时，ICF 不只着眼于"障碍"本身，而且更重视当事人本人"想做什么""能做什么"等活动意欲和社会关系方面。

对于因年老、疾病和伤害等陷入需要介护状态的人们来说，障碍是一种无法回避的现实，并非所有的障碍都能够治愈或得到改善。当然，有治愈和改善可能性的，需要努力通过专门治疗来解决，但对于无法治愈的障碍，就需要有"和谐共处"和"接受现实"的心态。这意味着，不应把目光盯在已经失去的功能上，重要的是考虑怎样利用现存的能力拓展当事者本人想做的和能做的范畴，为他们能感受人生的价值提供支援。这才是"生活支援"介护服务的真正意义所在。

---

① 参照康复相关内容。

二、让生活充满活力的"生活支援"

（一）"防止恶化"与"介护预防"观点的重要性

在日本的介护保险制度中，65 岁以上的人被定位为第 1 类参保人，截至 2010 年 10 月，包括需要支援在内，65 岁及以上的老年人需要介护人口的比率约为 11.5％。但是，65 岁以上的老年人中，包含了 65 岁以上至 75 岁不满的前期老年人群体和 75 岁以上的后期老年人群体，对比这两类群体，就会发现前期老年人群体的需要介护率约为 3.2％，而后期老年群体约为 24.7％，差距接近 8倍。这两类群体的差距不仅限于在需要介护率方面。例如，属于前期老年人年龄层的人，在罹患脑卒中等疾病后依然具有一定的恢复能力，不少人在体力恢复后还会有足够的精力和热情。但年龄越大，按照自己的生活节奏实行"生活的重新构建"的重要性越大，因而不能过于勉强自己。

当然，即使是年龄上被划归为后期老年人群体，有很多 80 岁以下的老年人还是非常有精力的。可是，到了 80 岁的后半期，诉说自己体力衰退的人增多；同时，不希望勉强延长自己的寿命的人似乎也不少。

日本在 2006 年开始实施的修订后的《介护保险法》中，提出了"介护预防"的重要性。不同年龄阶段的人都需要认真思考"防止恶化"和"介护预防"的问题。当然，还要根据个人疾病的种类和身体状态具体考虑，如果是前期老年人，即使处于需要介护的状态，也应该鼓励其尽可能活动身体并努力发挥自己的作用,尽早采取措施很重要;而对于 80 岁后半期的老年人,应该鼓励其尽量做一些自己力所能及的事情,虽然措施不同但这些都有助于实现介护预防或防止需要介护状态的进一步恶化。

特别是对于大多数女性来说,一般认为让她们从事自己做惯的家务劳动,对介护预防非常有效。例如,做饭和洗碗等与日常饮食相关的动作,将逐渐转化为所谓"程序记忆"的习惯性动作记忆。即使患了痴呆症,不少人也能在一定程度的协助下完成这些操作。

除家务劳动外,鼓励介护对象去参与一些愿意做的日常小事或兴趣爱好等,也会起到介护预防作用。相反,以"年纪大了""身体容易累"等为借口,远离家务劳动或兴趣爱好,最终不仅会导致体力下降,而且还会失去精神活力。

(二) 身心健康状态平衡的前提

原则上人类也是一种动物,从这个角度来看,身心功能和能力越是不用、不动,就越容易逐渐衰退,造成能力下降。相反,超过个人能力勉为其难,又有可能受伤或引发疾病,一旦身体出现问题,甚至会本利皆失。但是,即使步入老年,在日常生活中尽量做自己力所能及的事情,并努力进行一些散步等轻度运动是很重要的。就是处于需要介护的状态,也可以在专业人员的协助下,或利用一些专业器材,在力所能及的范围内努力维护并提高身心功能。从维持和提高自身的生活质量(quality of life,QOL)的角度来说,这种努力也是非常重要的。

如上文所述,老年介护服务是指为了让服务对象即使处于需要介护状态,也能度过基本满足的每一天所提供的生活支援服务。这就要求从事介护工作的人员对每一位老年人的"社会性"和"文化性"的人格方面要有充分的理解。对于老年人来说,即使处于需要介护的状态,如果自己所拥有的"社会性"和"文化性"受到尊重,也会有助于维护"自尊心"和保持身心健康。

但是,人类也是存在于自然界的生物,从这个角度来说,一味强调加强体力推动介护预防,必定有局限。对于人类来说,年老、年老造成的衰弱、随之而来的死亡都是无法回避的现实。总之,在老年人介护问题上,需要接受"衰老"和"死亡"的现实,不能只强调"身体健康",保持老年人的"心理健康"也是很重要的。

每一位老年人都拥有日积月累的人生经验。在他们80～90年的人生长河中,无论是食物的口味、仪表服饰、社会地位和经济实力乃至语言表达习惯等,都已经形成了自己独特的爱好和个人形象。每一位老年人所拥有的丰富多彩的"价值观"、"兴趣"和"爱好",对于本人来说,正是其"个人形象"的反映。但换个角度来看,由于陷入需要介护的状态而造成无法维持"个人形象"的现实成为一种严重的精神压力,其结果不仅引起身体健康方面的问题,甚至还会导致需要介护状态的进一步恶化。因此,在提供介护服务时,必须首先考虑介护对象的身心健康状态的平衡,并在此基础上,再对其生活整体进行综合审视。

三、以"自立支援"为目标的介护

(一) 什么是自立支援？——对自己的日常生活能力抱有自豪感和自信心

我们必须时刻记住一点，那就是作为一个人，无论是谁都会希望自己能做的事情自己来做，尽可能不给别人添麻烦。例如我们每天的"吃饭""排泄"和"清洁身体"等日常的生活行为，都不会特意去借助他人之手。对于这些日常的生活行为，谁都会认为自己做是理所当然的，绝不会是因为需要花钱或找人太麻烦等理由不得已而做的。

就吃饭而言，从下一口吃什么、咀嚼和吞咽的节奏和时间等来看，自己吃肯定比别人喂要舒服得多。入浴和排泄等保持清洁的生活行为当然也希望自己完成，不会特意让别人看见自己赤裸的身体或每个细节都让别人插手。因此，大家应该可以理解，由于障碍或高龄等无法完全自理，日常生活行为需要他人的帮助，这本身就会带来很大的精神压力。同时也就不难理解，每一个日常生活行为都必须有他人的帮助才能活下去，会使本人陷入极度的不安。

那么，日本的介护服务基本理念中提出的"自立支援"到底是指什么呢？其实，这是要求对需要介护服务的当事人的精神自立提供支援。也就是说，虽然介护对象处于接受介护服务状态，但通过支援让他们对自己的人生和生活抱着"自豪"和"希望"的心情继续生活下去，这种支援服务的理念是最重要的。这也等于是尊重每个人的"自立心",也被称为"自律"。

的确,只要是身体还可以活动、生活行为也基本可以自己完成时,自己的事情尽可能由其自己来做,会使介护对象的自尊心得到满足,并带来生活的动力和自信。从这一点来讲,进行必要的康复训练,利用必要的辅助工具和介护器材,在可能的范围内,尽力为介护对象的身体方面的自立和生活行为的自立提供相应的支援,是介护服务中最为重要的部分之一。

但是,任何人都不可能永远精神百倍地保持身体的自立和生活行为的自立,只要人类还是自然界的生物,我们的身体终究会逐渐衰弱,直至死亡。此外,为先天或从幼年时就有严重的身心残障的人服务时,仅靠"治愈"或"好转"的价值观开展工作必定会碰钉子。上文提到的"任何事情都不必借助他人之手来生活"的自立目标,对于有严重障碍的人来说将永远无法实现。换句话说,单纯的身体自立和生活行为的自立,并非介护服务中所指的"自立支援"目标,对这一点我们必须充分理解。

为处于需要介护状态的老年人提供的介护服务,其目的和含义原本就与宾馆和餐厅的"接待服务"有着本质的不同。以介护对象行动不便或增添麻烦等为理由,介护人员不让其自己做,而是对所有事情大包大揽,若这种状态长期持续下去,介护对象的能力会不断下降,最后连能做的事情也不会做了。同样是使用"服务"一词来表述,宾馆里的"服务"是要求服务员取代客人把事做好;相反,介护服务的理想是介护对象本人能做的事情"自己做"了,或以前做不了的事情变成"自己能做到"了。更具体地说,支援服务的重要观点就是调动当事人的积极性,让他们有"想要做到""想要尝试"的热情。

如果从精神层面考虑老年人介护服务中的"自立支援",就不难理解所谓最好的老年人介护,并非意味着在生活照料周到细致的敬老院里平安无事的安享每一天。以"自立支援"为理念提供的老年人介护服务,应该使介护对象即使因伤残和疾病或多或少有些不便或不安,但也能度过自己认为比较满意的每一天。换言之,最理想的自立支援不是让介护对象生活在由他人"维系生命"的状态中,而是按照自己的意愿"生活下去",并且能感受到"生活"的喜悦。

(二) 现存能力的有效利用——"身体"与"心理"不可分割

过去在日本机构介护的实际工作中,常常能听到被称为"三大介护"的说法,指的是对进餐、入浴和排泄进行的介助。对专业介护服务一知半解的介护工作人员,会误以为手法娴熟地完成这"三大介护"的相关业务,就意味着介护水平很高。但从基于"自立支援"理念的专业介护服务观点来看,如果介护人员一味关注介护的动作,其介护手法越娴熟,介护对象的能力反而下降得越快。

的确,如果将介护工作只看成是单纯的业务,就会觉得介护对象花很长时间慢慢完成一件事,不过是破坏工作效率的"多余的行为"。这种行为不仅浪费时间,还需要收拾和打扫,如介护对象自己吃饭时洒落食物,会花费介护人员更多的时间和精力。

如果只考虑"效率性",介护人员代替介护对象完成所有生活行为,当然会比协助他们用现存的能力做自己可以做的事情来得快,还省力。但是,如果介护对象本人长期接受这种高效介护,他们的现存能力就会越来越低。以进餐介助为例,除了可能导致介护对象现存能力的下降,还会因为食物被送到嘴里的节奏与吞咽节奏不一致,引发吸入性肺炎等疾病。此外,什么都不得不借助别人之手,对于介护对象本人的自尊心也会造成极大伤害,甚至会降低其积极性。

当然，一味考虑如何发挥现存能力的作用，对一时的身体疼痛或不舒服视而不见，非要介护对象本人勉强完成所有的事情也都不是合理的介护方式。这种自以为是的对应方法，从维护身心健康的观点来看，也与介护服务的"自立支援"理念相距甚远。

"有精神思维"的人，其"心理健康"和"身体健康"是内外一体的。介护人员如果因为重视维持现存能力，而不顾及或不考虑介护对象自己感知的"疼痛""不安"和"情绪低落"等情感因素，长此以往，难免造成其失去"心理健康"。结果很可能导致介护对象做任何事情都没精神或者怕麻烦，最终连"身体健康"也受到损害。

所谓专业的介护服务，是时刻关注介护对象的身心健康，合理发挥利用他们的现存能力，调动他们的积极性，鼓励他们即使处在需要介护的状态，也要努力实行符合本人意愿的"生活的重新构建"。这与只追求工作效率、只提供手法娴熟的"介护"相比，无论是理念还是工作方法上都有着本质的不同。

(三) 精神的自立——唤起生活愿望的支援

提到介护工作，至今还有不少人认为这是对那些存在身体和智力障碍、需要介护的人一味提供"照顾"。但是，介护工作的价值观是基于对人的尊重，通过支援介护，使这个人无论处于什么状态，都受到人格的"尊重"，有活得像个人的"自豪"感情。也就是说介护工作不是一味地照顾，而是专业性的"对人支援服务"工作，目的在于支撑他们无论在什么样的状态下都能满怀生活的希望和喜悦度过每一天。

那么，唤起介护对象本人的生活愿望、希望和喜悦的支援介护，具体应该怎样理解呢？就老年人来说，有些人或许会关注过去曾经感兴趣的事情，还有些人可能会对年轻时想做但没做成的事情感兴趣，或者随着年龄的增长，开始对从前完全不放在眼里的事情感兴趣。相反，可能年轻时很擅长做有些事情，但目前的身体状况下就不太想做了。面对这些最糟糕的对应方法，就是介护人员自以为是地强加于人。

为了实行唤起介护对象生活愿望的支援，需要介护人员动脑筋、想办法主动招呼对方，当然还需要尽可能了解对方的具体情况。不可操之过急，要保持耐心，在一旁默默关注和守护。需要理解的是，"积极性"需要自本人的内心发起，所以要尊重本人的兴趣和节奏，慢慢来。这意味着介护人员也需要静下心来，与介护对象一同解决问题。

（四）介护专业的必要性——提高"生活质量（QOL）"的观点

老年人介护这一社会问题的产生，是因为一个国家的众多国民，虽然生病或残障但依然能长寿。我们应该认识到，老年人介护问题不是自古就有的传统问题，而是在物质极大丰富、医疗技术不断进步、养老制度等社会保障制度不断完善、社会越来越富裕的背景下产生的"新的社会问题"。

由于医疗技术的进步，过去无法救治的人在现代社会重新获得了生命，但同时，临终关怀的理念也越来越受到注目。临终关怀的理念指出，生命终归是有限的，与其利用医疗技术一味地延长寿命，不如让活着的时间过得更加充实。这也就是说在现代社会的医疗和介护实际工作中，越来越注重介护对象本人的"生活质量（quality of life）"。

介护服务工作不是"补足"介护对象"做不到的事情"，而是通过对人支援服务，使介护对象本人即使行动不便或有残障，也能发挥出他本人潜在的可能性,提高其"成就感"和"满足感"。如果本着这种以当事者为主体的 QOL 观点,就会理解到,理想的介护服务不是仅仅以确保介护对象的安全和健康为目的,重要的是注重介护对象本人的"生活意义"和"满足感"。

　　介护服务是关系到介护对象的自老年期至临终期的"生活"和"生命"的工作。因此,每一位从事介护服务的人员都应在日常与介护对象接触的过程中,思考"可以做的""应该做的"和"不能做的"事情,并具备必要的知识、技术和伦理观。正因为介护服务的目的是提高介护对象的生活质量(QOL),才要求介护专业人员不仅要有专业的介护知识和技术,而且还必须坚守职业伦理。

第三章

介 护 概 论

一、居家服务与机构内服务的特点

（一）居家服务的特点

人通常生活在相对固定的区域，即使是身有疾病和残障、难以生活自理的老年人，也会希望在住惯了的社区和家里生活下去。

居家服务正是为了满足这一愿望而提供的服务。居家服务中最主要的部分是上门服务，即由介护人员到介护对象的家里提供上门介护服务。

上门介护服务的目的，是通过向介护对象提供进餐、入浴、排泄等身体介护，以及购物、做饭、打扫卫生、洗衣和环境整理等日常生活方面的支援，使需要介护的介护对象在自己家里过自己想要过的生活。

每一位介护对象都有自己长期养成的生活习惯和生活方式，提供上门介护服务的人员应在充分理解这一点的基础上提供服务。此外，提供上门介护的人员并非一整天都在介护对象家里，因此，提供服务时需要想办法，确保自己不在时介护对象也能继续正常生活。

居家服务中还包括为无法自己洗澡的介护对象提供上门入浴介护服务、医疗领域的护士提供上门护理等服务。

另外，还有日托服务，由居家生活的介护对象白天到相关机构接受介护服务。

日托介护时可接受的服务包括：介护对象的接送、进餐、入浴、康复等。对介护对象来说,这也是参与社会活动的一种形式,可有机会接触更多的同龄人,并防止一人孤单在家。此外,介护对象在日托机构时,家里人的介护负担也可以减轻。

(二) 机构内服务的特点

机构通常面向几十位介护对象同时提供介护服务,属于集体介护环境,这对机构方面来说,可以提高介护服务的效率,但对介护对象来说,可能无法获得有针对性的个别服务,难以做到按自己的生活习惯和方式生活。

入住机构的介护对象大多是介护需求程度高,或者极度依赖于医疗而难以居家生活,不得不从家里搬到机构的人。

介护对象从熟悉的居家环境转到机构内接受服务会导致介护对象的生活环境发生巨大的变化,产生心理负担,因此,需要帮助他们适应新的环境。同时,还要充分了解他们以往的生活规律,尽可能在新的环境里也尊重这种生活规律。在介护方面,不要将机构的生活强加于他们,而是分别制定符合每一位介护对象生活规律的介护计划,有计划地开展介护工作。

二、防止病情加重、以介护对象
为主体的观点

在介护服务的实际工作中，时常可以看到一些介护工作人员贪图省事而省略一些步骤，或照顾过度，这些都可能使介护对象的身心功能逐渐衰退，导致需要介护状态的进一步恶化。

为需要介护的老年人提供支援时，应本着介护预防（防止老年人恶化到需要介护的状态，或尽量维持或改善现状）的原则，开展以介护对象为主体的介护。

因此，需要介护的老年人自己可以做到的事情，应鼓励他们自己完成，仅对其无法做到的部分提供帮助。本着这一观点开展介护工作，才能实现介护预防并防止病情加重。

对老年人提供支援时，最重要的是充分发挥介护对象现存的功能，帮助他们能过上以自己意愿为主体的生活。

此外，在开展以介护对象为主体的介护时，需要充分了解介护对象的人生经历、生活习惯和价值观等信息，通过介护支援，使他们过上自己想要过的生活。

三、与医疗的合作、团队介护、团队内部交流

在介护第一线，有介护人员、医疗人员、营养师和康复治疗师等各类不同专业的人员。除了专业人员以外，家属、邻里、志愿者等也会时常参与其中。

所谓团队，是指拥有共同的目标和方针，发挥各自的专业知识，相互配合朝着同一方向努力的集体。团队介护方式，是指以小组为单位开展工作，多个领域的人员分别站在各自的专业角度共享同一个目标和方针，发挥各自专业特长进行的综合性介护。

要使不同专业人员的合作顺利展开，充分了解自己和其他专业人员各自应起的作用以及彼此的专业特性至关重要。实现合作还意味着要在各专业人员之间建立畅通的交流渠道。

合作方法包括各专业人员间的小组报告会和记录。充分利用记录，可以加深对介护对象的理解，同时可实现介护人员之间以及与其他专业人员间的信息共享，更便于合作的顺利展开。通过定期召开小组报告、讨论会，相互汇报、联络、协商等，有助于促进团队内部的交流。

四、安全保障与风险管理

在我们的日常生活中,存在着很多突发危险和意外事故的因素。例如在路口遭遇交通事故的危险、遇到台阶摔倒的危险等。生活中人们会通过安全确认和注意事项确认等规避风险,人们通常在无意识的行动中,根据自己的知识和经验预测可能出现的危险,保障自己的安全。

介护也是一样,支援介护对象生活的服务,意味着需要具备能够预测及规避介护对象生活风险的能力,以及当事故发生时将其影响控制在最低程度以保障其安全的技术。因为在实际介护工作中,介护对象本人的身体状况随时都可能出现意外,而在介护过程中需要经常直接接触介护对象的身体,如果技能不熟练或缺乏安全防范意识就会导致事故的风险增大。

此外,介护时总是有多数人在场。不仅需要保证不同的介护对象在各种场合的安全,还要照顾到每一位介护对象的隐私,维护其生活的尊严。为此,不光要提高每一位介护人员的技能,还需要有组织地控制风险,努力规避或减少意外事故的发生。

对此,主要对策是完善抗风险的环境,其中包括完善介护机构的建筑物等硬件部分,也包括介护人员的技能和多工种间的合作方式等软件部分。在环境建设等硬件方面,需要取消台阶、安装扶手、铺设防滑地面等,同时还需要灵活应用各种福利用具。在软件方面,不仅要提高介护人员的介护技术,随时把握介护对象的状态,而且要注重观察和评估。发生介护事故时做好记录,可以防止同样的意外事故反复发生。

　　另外,还要从实施体制的角度防止发生介护事故,设立事故防止委员会至关重要。介护工作中的意外事故的原因,通常起因于生活环境、介护质量等多个方面。成立事故防止委员会的目的,是为了有组织地防止意外事故的发生,有效实施安全对策。事故防止委员会可以收集事故的状况、次数、具体情况,以及便利生活的介护建议及其效果等相关信息,并在整个单位内部实现共享。对防止事故再发和方便介护的有效建议,介护机构可以发挥组织职能,督促全体人员共同采纳,实现服务质量的标准化。

　　介护机构应编制发生意外事故时的应急规范,并反复培训,使工作人员全体掌握,这也是非常重要的工作。

第四章

生活支援与介护技术

一、穿脱衣物的介护

（一）意义和目的

1. 生理学侧面

衣服能吸收汗水和污垢，帮助调节体温、保护身体。

① 穿上干净的衣服，可以保持皮肤生理功能处于正常状态。

② 防止汗水和脏污带来的异味，防止对皮肤的刺激。

③ 受潮和弄脏的衣物会繁殖细菌，容易造成二次感染。

要发挥衣服的这些功能，需要让介护对象身上的衣服保持清洁，即使是卧床时间较长的人也是如此。

2. 社会性侧面

早晨起床后换上日常穿着的居家服装，外出时换上外出用的服装，晚上睡觉时换上睡衣……重点是根据不同生活状态随时调整着装。

3. 精神侧面

反正总是卧床或者待在家里，所以一直穿着睡衣就行了。抱有这种想法的人生活就会变得单调。而且，穿着脏衣服的人，估计谁都不会愿意靠近。

根据需要更换干净的衣服，一方面可以使生活更有规律，使人心情开朗愉快，同时也让人更乐于主动和别人交流，是个人恢复社会群体感觉的机会。

（二）介护时的注意事项

1. 选择服装的要点（图 4－1，图 4－2）

① 结合身体情况，选择穿着舒适、穿脱方便的衣服。

② 尊重本人的喜好。但是，介护工作人员需要注意是否妨碍衣服的原本功能、是否可能引发危险。

③ 选择不会妨碍身体动作和活动的衣服。衣服过小会使活动受限；衣服过大又会使身体活动不便，也容易产生褶皱而引发压疮。

2. 穿脱的准备

① 寒冷的季节应事先把房间升温，准备好更衣环境。同时要更换的衣服和介护者的手也要捂暖。

② 向本人说明更衣的必要性并征得同意。

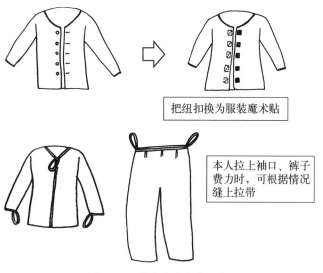

把纽扣换为服装魔术贴

本人拉上袖口、裤子费力时，可根据情况缝上拉带

图 4－1　手臂残障者的睡衣

③ 查看是否有排泄。

④ 如果身上脏了，要先清洁身体后再更衣。

⑤ 照顾个人隐私，拉上隔帘，用屏风遮挡，或者准备毛巾被等。

3. 偏瘫介护的基本原则（脱健、穿患原则）

① 穿着时从患侧（瘫痪、疼痛一侧）开始，脱衣时从健侧（无瘫痪、无疼痛一侧）开始，是穿脱时的基本原则。

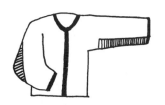

袖子、裤腿部添布加宽。在关节部位用有伸缩性的布料加宽，以便于穿脱

图 4 - 2　因关节僵硬、疼痛等穿脱衣困难者的睡衣

② 关节僵硬的，应先适当地活动关节后再进行。

③ 尽可能让本人自己进行更衣，只在本人做不到的时候进行辅助。要尽可能寻找适合自己穿脱的方法和相应的衣物。

4. 长期卧床者的介护基本原则

① 以卧位进行更衣时，一边用被子遮挡一边穿；或先将被子等叠放至脚边，在身上加盖毛巾被，尽量避免身体裸露在外面。

② 尽快完成更衣工作，以免让本人觉得难为情。

③ 在更衣的同时查看是否出现疹子和压疮等情况，对偏瘫患者也需同样查看。

（三）穿脱衣物的辅助方法

以下两个代表方法，在实际工作中，要根据介护对象的具体情况来灵活对应。

1. 卧位更换睡衣（右侧偏瘫者）

○ 为了保护患者的隐私，保持体温，应将被子或毛巾被等加盖在身体上进行更衣（图 4 - 3）。

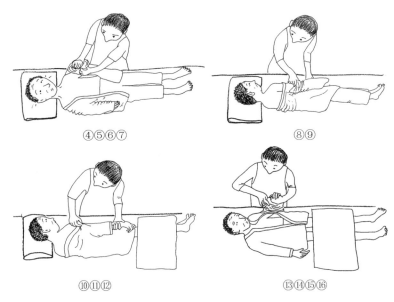

④⑤⑥⑦　　　　　　　⑧⑨

⑩⑪⑫　　　　　　　⑬⑭⑮⑯

图 4-3　卧位更换睡衣上衣

○ 如果患者能够自己做选择,应事前询问想要穿什么衣服。

① 介护者站在卧床的介护对象的左侧(健侧)。

② 查看身体状况,告知将要开始更衣,并询问是否有尿意或便意。

③ 挪动介护对象使其靠近介护者,以便更容易进行介助。将要更换的衣物置于介护对象的右侧(患侧)。

【上衣】

④ 解开衣服的纽扣。(如果介护对象自己能做到,就由自己解开)

⑤ 打开前襟,将患侧肩膀的衣服稍稍拉向外侧。

⑥ 从健侧肩膀插入,脱下健侧的袖子,使衣服滑落至肘部脱掉。从肩部开始脱下时,稍稍弯曲肘部轻拉向前,会更容易脱掉。

⑦ 将其身体稍稍倾向患侧,将脱下的衣服向内侧卷起,褪下推向身体下方。(将衣服向内侧卷起的目的,是为了避免脏东西落在床单上)

⑧ 将其身体倾向健侧,改为侧卧位。

⑨ 将刚才褪下来的衣服稍稍拉出,脱掉袖子,一边卷一边整个脱下。

⑩ 拿住新衣服的袖子,先从患侧将手插入穿上。

⑪ 抻平肩部、后背、腋下的褶皱,贴合患侧身体穿好。

⑫ 将衣服剩余的半边塞到身体下面。

⑬ 恢复仰卧位。

⑭ 让身体倾向患侧,将身体下面的衣服拉出来。

⑮ 穿上健侧的袖子。

⑯ 合上衣襟,系好纽扣。如果介护对象自己能做到,就由其自己系上。

【裤子】

⑰ 腰部能活动的,立起双膝,抬高腰部,将裤子褪至大腿。腰部无法抬起的,采用左侧(健侧)侧卧位,将患侧的裤子褪至大腿(图 4-4)。

⑱ 返回仰卧位,使健侧稍稍抬起褪下健侧的裤子。

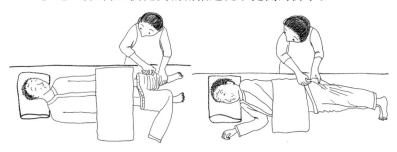

图 4-4　卧位更换睡衣裤子

⑲ 脱下健侧裤腿,支撑患腿并脱下裤子。

⑳ 单手支撑患侧踝部,将新裤子套到患侧腿上直至膝盖上方。同样套上健侧的裤腿。

㉑ 拉住裤腰,一直提到大腿。

腰部能活动的,立起双膝,抬高腰部,将裤子提至腰部。腰部无法活动的,采用健侧侧卧位,将患侧裤子提至腰部。然后返回仰卧位,稍稍抬起健侧(或采用患侧浅侧卧位),将健侧裤子提起。

㉒ 将内衣掖进裤子里,整理好上衣。

㉓ 查看是否穿好,身体下面的衣服是否还有褶皱等。

㉔ 查看是否有身体不适等情况。

2. 坐位更换睡衣(左侧偏瘫者)

○ 为了保护患者的隐私和保温,将毛巾等加盖在身体上进行更衣(图 4 - 5)。

○ 如果本人能够自己选择,事前询问想要穿什么衣服。

【上衣】

① 介护者站在卧床的介护对象的右侧(健侧)。

② 查看身体状况,告知将要开始更衣,并询问是否有尿意或便意。

③ 用右手解开衣服的纽扣。本人无法做到的部分进行介助。

④ 脱下左侧(健侧)的袖子。

⑤ 脱下患侧的袖子。

⑥ 将更换的上衣袖子套进左侧(患侧)。

⑦ 一直拉到肩部。

⑧ 将上衣拉过背后。

⑨ 将健侧手臂插入袖子。

⑩ 整理好前襟肩部的位置,系上纽扣。

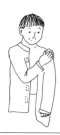

先稍褪下患侧肩部衣服

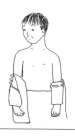

再脱健侧衣袖(④)

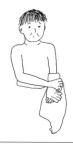

用健侧手臂拿着患侧领口褪到肘下，然后拉袖口脱下(⑤)

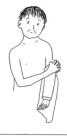

先套上患侧的袖子。因手腕不易通过，可先把袖子全部套过手腕再拉上肩膀(⑥)

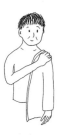

拿住领口拉上肩膀。把袖口往上拉起一点，健侧将容易穿上(⑦)

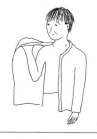

穿上健侧的袖子(⑧⑨)。困难时，介护者可把袖口对好到其手的位置，介助其容易套上袖子

图4-5 坐位更换睡衣上衣

【裤子】

⑪ 让介护对象抓住扶手等支撑物站起来，将裤子褪至大腿（图 4-6）。

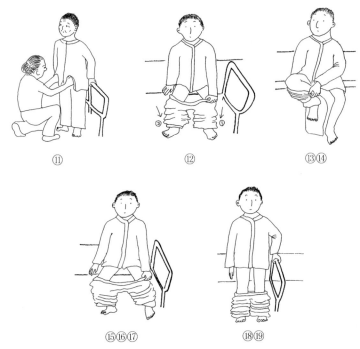

　　⑪　　　　　　⑫　　　　　　⑬⑭

　　　　⑮⑯⑰　　　　　　⑱⑲

图 4-6　坐位更换睡衣裤子

⑫ 返回坐位，脱下健侧裤腿，然后再脱下患侧裤腿。

⑬ 让患腿抬起放在健侧腿上。

⑭ 拿着要更换的裤子，套上患侧裤腿。

⑮ 将患腿放下。

⑯ 将健腿穿入裤腿。

⑰ 拉住裤腰，尽量往上提。

⑱ 介护者提着裤子，请介护对象站立。

⑲ 将裤子一直拉上来。

⑳ 返回坐位,将内衣掖进裤子里,整理好上衣。

- 介护对象站起来的时候,要抓住扶手或者由介助者扶着,以保持身体平衡。

- 在介护对象站着提起或者脱下裤子,又或者坐下的时候时容易失去平衡,介护者要特别注意,必要时可以帮助搀扶。

- 介助者一定要充分注意状况,避免介护对象踩上裤腿而跌倒。

3. 套头上衣的穿脱方法(图 4-7)

【脱衣】

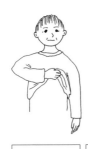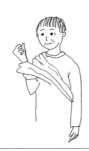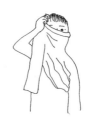

| 把上衣拉至胸部 | 介护者从其健侧腋下伸进手帮其手肘抽出,褪下袖口 | 从健侧脱掉头部,然后脱患侧袖子 |

【穿衣】

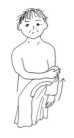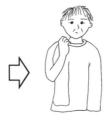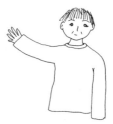

| 套上患侧袖子 | 拉衣领,套上头 | 穿健侧袖子。介护者可看情况帮其拉住前衣身,介助其容易套上袖子 |

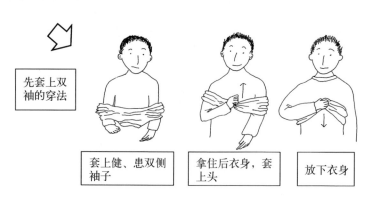

图 4-7 套头上衣的穿脱方法

二、移动和移位的介护

（一）移动和移位的介护原则

1. 移动和移位的意义

从进餐、入浴、排泄等基本的生活行为，到散步、购物等日常生活中常见的行为，几乎都会伴随着移动的动作。丧失这些移动手段的人，生活将被限制在非常有限的空间内，甚至会影响生存意愿。通过对这样的介护对象提供相应的移动和移位介护服务，可以帮助他们完成自己想要做的行为，还有助于扩大生活和活动范围。

2. 移动和移位介护的原则

移动和移位介护中的原则有以下五项，其中对身体力学理论的有效应用，是合理并安全完成移动和移位介护不可欠缺的因素。

【介助时的五大原则】

① 查看身体状态，判断是否可以进行运动。

② 说明要辅助的内容，介绍相关的要点。

③ 理解其将要进行的自然动作。

④ 提供合理的介护方法和介护量。

⑤ 充分应用身体力学。

【身体力学的基本原则】

① 扩大基底支持面积（图 4 - 8）。

② 降低重心。

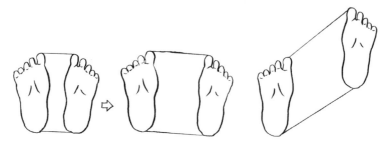

图 4-8　扩大基底支持面积

③ 尽可能靠近介护对象。

④ 扭转身体,腰部与肩部保持平行。

⑤ 使用大肌群。

⑥ 身体弯曲团身。

⑦ 稳定骨盆进行水平移动。

⑧ 利用杠杆原理。

在人类的运动功能中,神经系统、骨骼系统、关节系统和肌肉之间都是相互影响的。其中任何一个出现障碍,都将无法实现正常的运动。这种相互作用的关系被统称为身体力学。理解并有效应用身体力学原理,可以最小的力量实现最大的效果,顺利完成各种动作。

(二) 步行技法

1. 步行的观察与注意事项

① 了解介护对象的残障部位与状态至关重要。

② 要查看手杖等辅助器具的安全性是否有保障,防滑橡皮垫等是否发挥作用等。

③ 在室内步行时,要查看包括电线和垃圾桶等设施在内的

室内环境,因为即使是很小的障碍物也有可能使介护对象绊倒。

④ 介护者通常应站在介护对象的左侧,紧跟在介护对象后方。

- 如果是偏瘫患者——患侧后方
- 介护对象使用扶手的——与扶手相反方向的后方
- 使用手杖的——与手杖相反方向的后方
- 上台阶——患侧的后方
- 下台阶——患侧的前方
- 车道或沟槽等危险场所——有危险的一侧

2. 助行器和手杖的种类(图 4 - 9)

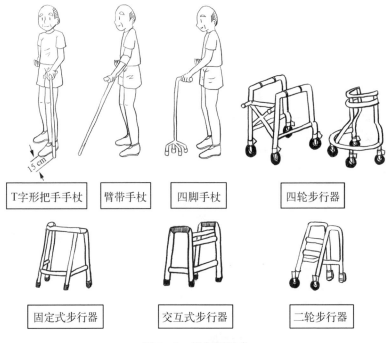

图 4 - 9　助行器种类

助行器包括附带车轮的助行器和不带车轮的固定式助行器、交互式助行器。

附带车轮的，双下肢吃重。对于先推动助行器然后移动下肢、容易失去平衡的介护对象，一定要特别注意检查车轮的情况。

T字形手杖双下肢吃重。臂杖（又称洛氏拐），用于上肢肌肉力量较弱的情况，原则上由健侧把持。均需肘关节屈曲30°（稍稍弯曲肘部的状态）把持（图4-10）。

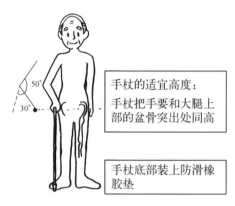

手杖的适宜高度：
手杖把手要和大腿上部的盆骨突出处同高

手杖底部装上防滑橡胶垫

图4-10　T字形手杖把持原则

3. 步行介助的方法（图4-11）

① 平地步行

手杖→患侧下肢→健侧下肢

② 上下台阶

- 上台阶时：手杖→健侧下肢→患侧下肢
- 下台阶时：手杖→患侧下肢→健侧下肢

③ 跨越障碍物

手杖→患侧下肢→健侧下肢

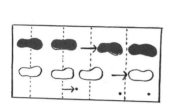

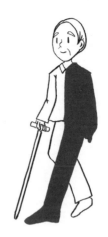

图 4-11　平地步行介助

（三）移动和移位技法

1. 轮椅的基本操作（图 4-12,图 4-13）

① 轮椅各部位的名称。

② 打开和折叠轮椅的方法。

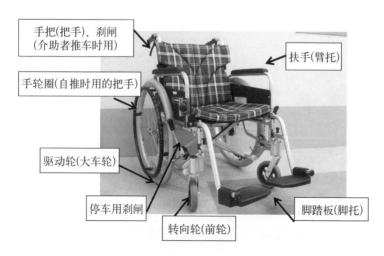

手把(把手)、刹闸
(介助者推车时用)

扶手(臂托)

手轮圈(自推时用的把手)

驱动轮(大车轮)

停车用刹闸

转向轮(前轮)

脚踏板(脚托)

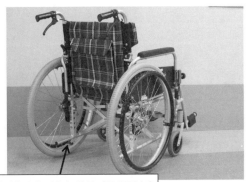

后倾杆(介助者要抬起前轮时的踩踏杆)

图 4 - 12　轮椅各部位

折叠轮椅的打开方法

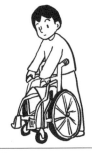

① 拿住扶手向外侧打开

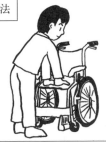

② 按坐垫，完全打开

轮椅的折叠方法

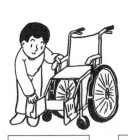

① 竖起脚踏板

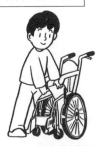

② 拉起坐垫的中央部

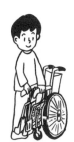

③ 拿住扶手折叠起来

图 4 - 13　轮椅的使用方法

2. 移位介助的观察与注意事项

① 查看介护对象的身体状况。

② 查看轮椅的准备情况。

● 刹闸的情况、轮胎的气压、螺丝的松紧等。

● 座面的宽窄和深浅、靠背的高低等是否适合介护对象的情况。

③ 了解移位、移动场所的环境,考虑介护对象的着装、是否需要使用盖毯等。

3. 准备的物品

轮椅、盖腿的毯子(根据需要进行准备)。

4. 移动和移位介助的方法(图 4 - 14)

【从床上移动到轮椅上:全介助】

① 先告知介护对象将要移动到轮椅上。

② 轮椅斜放于床边,呈 15°～30°夹角。此时一定要刹闸,并竖起脚踏板。

(※介护对象有偏瘫等情况的,轮椅应置于介护对象的健侧)

③ 使介护对象浅坐于床边。

④ 将介护对象靠近轮椅一侧的腿置于脚踏板的内侧。介助者双脚前后站立,后脚置于前轮旁边。前脚置于介护对象双膝关节间,或置于外侧以保护介护对象的脚部。

⑤ 让介护对象将手放在介助者肩部后方,呈前倾姿势。让介护对象将头搭在介助者与轮椅相反方向的肩上,介助者要一边看好轮椅的位置一边向轮椅移动。

⑥ 介助者双手交叉置于介护对象的腰部(后背),抱住并抬起后缓慢旋转从床边向轮椅移动,缓慢屈膝向下蹲,并将介护对象置于轮椅上。

⑦ 再调整介护对象坐下的位置。让介护对象双臂向前交叉,

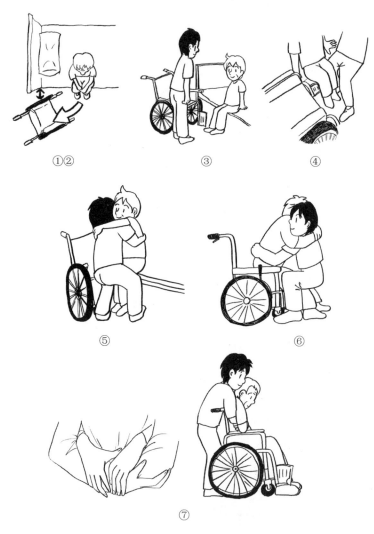

①②   ③   ④

⑤   ⑥

⑦

图 4 - 14 移动和移位：全介助

呈前倾姿势。介护者在轮椅的后方，从腋下插入双手，和介护对象的双手重叠，将其身体拉进座椅深处。

【台阶：上台阶时】

见图 4 - 15。

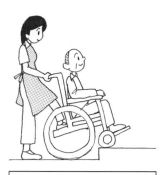
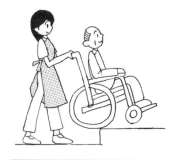

踩后倾杆，向下压住把手，抬起前轮，放上台阶

向前推到驱动轮碰到台阶，一边抬把手，一边向前推上台阶

图 4 - 15 移动和移位：上台阶

【台阶：下台阶时】

介护者背向台阶，抬起把手轻轻放下驱动轮（图 4 - 16）。

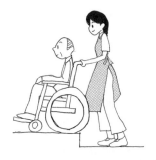
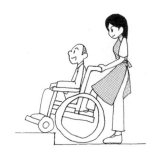

图 4 - 16 移动和移位：下台阶

【坡道】

较陡的坡道需要倒着向前推进（图 4 - 17）。

【道路崎岖不平时】

向下压住把手，前轮悬空仅用驱动轮前行，以减少振动

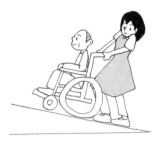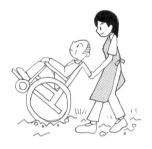

图4-17　移动和移位：陡坡　　图4-18　移动和移位：不平路面

（图4-18）。

【跨过沟槽时】

前轮悬空，跨过沟槽后前轮着地，然后抬起驱动轮，避免陷入沟中。

（四）卧床上的体位和姿势变换技法

1. 变换体位的意义

人如果不移动自己的身体，就无法完成进餐、排泄、清洁、入浴、更衣等 ADL（日常生活动作）。

特别是老年人，即使无法活动身体的时间并不是很长，也容易引发肌肉萎缩、关节挛缩或变形、心肺功能降低、痴呆症等失用综合征（又称生活无气力病），甚至导致长期卧床不起的状态。但是，对于由于某种原因无法依靠自己的力量翻身或者坐起来的人，就必须由介护者提供相应的介助。

2. 变换体位的目的

① 避免由于同一体位的压迫导致血液循环不畅，防止压疮的发生。

对于无法自己翻身的介护对象，最好至少每 2 小时变换 1 次体位（图4-19）。

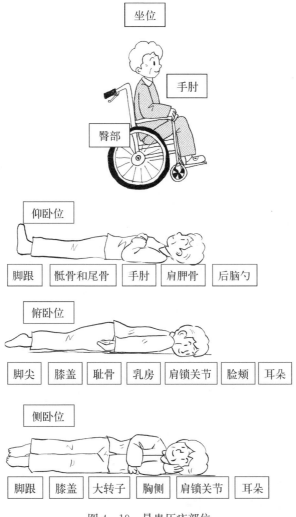

图 4-19　易患压疮部位

②预防由于同一体位造成的肌肉萎缩。

③刺激循环系统,预防静脉血栓、压疮和四肢水肿,减轻相关症状。

④通过变换体位,可以使吸气量较少的部位充满空气,促进

肺部再扩张。

⑤便于气管分泌物的排出。和仰卧位相比,半坐位更便于排出分泌物,通过变换体位可以使分泌物等容易排出。

3. 变换体位介助的观察与注意事项

①介助前:了解并分析介护对象可能发生压疮的因素。

②介助时:查看介护对象身体有无压疮,准备固定姿势和预防压疮用的垫子、浴巾。进行时要注意介护对象的身体情况,如是否有恶心或头晕的情况。

③介助后:观察介护对象的气色和表情,查看身体状态。变换成坐位时要注意避免体位性低血压的发生。

4. 准备的物品

变换体位时用于支撑舒适体位的用品(枕头、垫子、毛毯、毛巾等)。

● 由于接触圆孔坐垫部位的皮肤受到持续的压迫,皮肤会被拉向圆孔中心部位,从而造成血液循环不畅,因此现在不再用于压疮预防。

5. 变换体位的介助方法

【向床边移动:水平移动】

● 在床上进行水平移动时,按照上半身→下半身的顺序分段进行。

● 如果床能够调整高度,先按照介护者的身高调整床的高度。

①介护者站立于介护对象即将移动的方向,抬起其头部,将枕头挪向自己一侧(图4-20)。

②将介护对象的双臂交叉于略低于胸部(或腹部)的位置,双膝抬起团身。

③将手插入介护对象的肩下,挪向自己一侧。

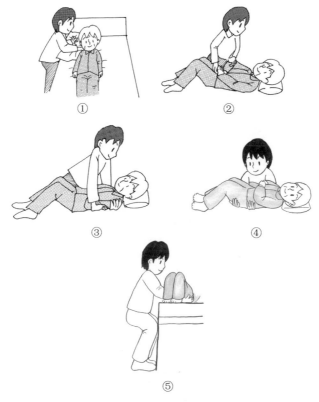

图 4 - 20　水平移动的介助方法

④ 手掌平托,将双手插入腰部和大腿(接近臀部)下,保持这一姿势。

⑤ 介护者双膝顶住床边,作为杠杆的支点。降低腰部重心,将介护对象挪向自己一侧。最后查看是否处于舒适的体位。

【从仰卧位到侧卧位】

- 将头、肩、腰分别翻转,分段动作。
- 将脸转向要翻身的方向,使其呈便于翻转的状态(图 4 - 21)。

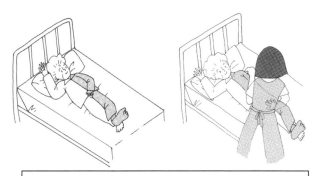

把枕头稍向要翻身方向抽移；再把要翻身方向的胳膊抬起，
另一条胳膊放置胸部；把两只脚交叉，要翻身方向的脚放
在下面

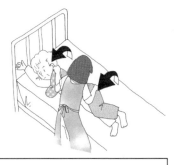

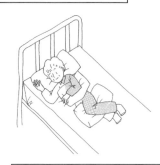

介护者把手扶住其肩膀和腰部翻身   垫上软垫使其保持轻松姿势

图 4 - 21   从仰卧位到侧卧位的介助方法

【从仰卧位到坐位：坐起】

• 拉住肘部和手，将其作为支点。

• 抬起头部，视线位于肚脐位置，抱住上半身，一边向己侧转
动，一边抬起下肢坐起。

① 介助者将介护对象的双膝略微弯曲立起。将介护对象靠
近介助者一侧的手臂置于稍离开身体的位置；另一侧手置于胸前
（或腹部）。介助者将手插入介护对象颈下，用手臂肘关节支撑介

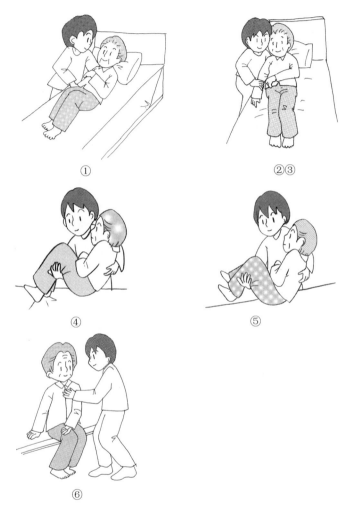

图 4-22　从仰卧位到坐位的介助方法

护对象的颈部(图 4-22)。

②　介助者以支撑颈部的手为杠杆,将介护对象上半身挪向自己一侧(身体横向)。

③　介助者用另一侧手轻轻压住介护对象稍离开身体的手臂

肘部,以此为支点做圆弧抬起上半身。此时介助者的外侧腿迈向前方,朝向介护对象腿部方向。

④ 介助者将介护对象的双手交叉以免被压住。一侧手放在其背后支撑上半身,另一侧手插入其膝下。

⑤ 介助者以介护对象的臀部作为支点,抬起插入膝下的手。

(介护对象的身体呈 V 字形,下半身的基底面积就会变小,更易于翻转)。

⑥ 将上半身稍稍向后倾,将插入膝下的手挪向自己方向并转动,使其坐于床边。查看坐位姿势是否安稳。

三、进餐介护

（一）进餐的意义

对于人类来说饮食是维持生命不可欠缺的要素，同时，按照长期养成的饮食习惯和家属、朋友一起进餐，也会增进快乐和满足感。另外，离开卧床进餐，更有助于转换心情，开启新的生活节奏。

可是，不安或困扰等情绪在心理方面的影响，会造成食欲的减退。由于某种原因不得不由其他人协助进餐时，可能会出现因不好意思让介助者帮助而减少进餐量的情况。另外，由于老年人各种身体功能已减退，在进餐过程中存在发生误咽、窒息等意外事故的风险。

（二）介护介助时的观察与注意事项

1. 饮食习惯、饮食限制、进餐相关身体功能的把握
① 饮食习惯：喜好、进餐次数、时间、内容、进餐量、所需时间。
② 饮食限制：是否有医生限制饮食的指示（低盐、热量控制等）。
③ 身体功能：偏瘫和残障的程度、牙齿的缺损、吞咽反射和消化吸收能力的减弱等。
④ 查看健康状态：根据当天身体状况选择软硬适合、种类不同的饮食物（需要根据食欲考虑调整进餐量和种类等）。

⑤ 义齿的情况：查看义齿是否有不合适的情况，或者由此造成口腔内损伤等情况。

2. 进餐动作自理程度的把握(图 4-23)

需要对介护对象在进餐过程中的一系列动作能够完成到什么程度，即自理程度进行评估。同时，还要查清介护对象就进餐动作是否有过物理治疗师(PT)、作业治疗师(OT)和言语治疗师(ST)

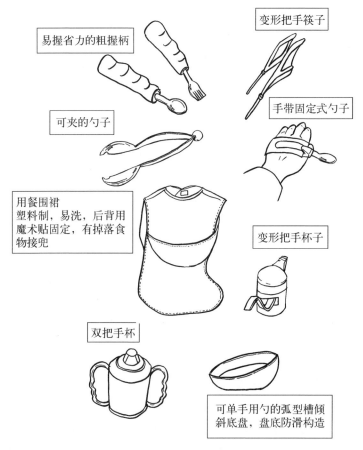

易握省力的粗握柄

变形把手筷子

可夹的勺子

手带固定式勺子

用餐围裙
塑料制，易洗，后背用魔术贴固定，有掉落食物接兜

变形把手杯子

双把手杯

可单手用勺的弧型槽倾斜底盘，盘底防滑构造

图 4-23　进餐介助需准备的物品

的说明指导(进餐姿势、自助具的使用)。当然最重要的是了解介护对象的意愿和积极性,即本人希望做到什么程度。

【进餐动作(自理程度的观察要点)】

- 从床上坐起来。
- 保持坐姿(20~30分钟)。
- 看见食物能够认识。
- 使用用具将食物送进嘴里(使用筷子还是勺子,是否能握住饭碗和杯子)。
- 能够咀嚼(咬)(张开牙齿、义齿和口腔的动作,舌头的动作)。
- 能够吞咽(将食物咽下)(闭上嘴咀嚼,有无食物漏出或噎呛的情况)。
- 能够刷牙和漱口。

【自理程度的评估】

- 不需要帮助能够独立完成。
- 通过使用自助具或部分帮助即可完成。
- 大部分需要帮助。
- 有人帮助也无法完成。

除以上项目外,具体负责做饭的人员、采购、安排食谱、事前准备和饭后收拾、负责摆桌的人员等信息也需要有所掌握。由介护对象本人来做的,则需要分别了解各个步骤的自理程度。

3. 进餐状态的观察

观察内容:进餐量、食物的均衡、次数、进餐时间、饮水量,有无误咽、噎住或呛住、恶心呕吐的情况,摄入量与排泄量,有无脱水症状(口渴、口腔和舌头的干燥、眼窝凹陷、发热、腹泻)等。

需要尽早发现异常情况,只要发现有变化,应立即向医务人员报告。

　　另外,为了防止出现脱水的情况,应尽量保证每天 1 500 毫升左右的水分摄入。解释摄入水分的必要性,用水杯等容器形象说明具体的饮水量,并且在进餐以外的时间里也要有意识地保证水分摄入。

(三) 进餐介助需要准备的物品

- 基本用品：饭兜、擦嘴巾、毛巾。
- 结合介护对象的情况准备所需物品。

(四) 进餐介助的方法

1. 保证温馨、安静的进餐环境

　　要保证进餐愉快,清洁安静的环境非常重要。和家属一起进餐,也与食欲有着密切的关系。另外,变换进餐场所,也能够起到刺激食欲的作用。当然,装点一些花束,铺上餐布等装饰,营造一个令人心情愉悦的进餐环境也是不错的选择。

2. 保证进餐的姿势(图 4 - 24)

　　进餐姿势正确与否对安全也有着重要的意义。下颚上扬的姿势,不仅不便于吞咽,还会增加误咽的风险。

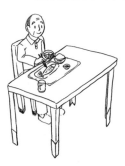

　　下颌向里收,挺直后背,是最适于进餐的姿势。即使介护对象难以自行进餐,介护也需要尽量帮助介护对象采用这样的姿势。

　　1) 坐位

　　尽可能采用坐位或半坐位。为便于食物通过和吞咽,应采用坐位,后背挺直,头部前倾(脖子略微前伸,下颌略微收回)的姿

图 4 - 24　坐位进餐

势。可以利用可摇起的床具或枕头来保持这个姿势。需要特别注意用水杯喝水到喝光最后一口时，抬起下颌的动作会加大误咽的风险。

采用坐位还能够扩展视野，使生活有所变化。

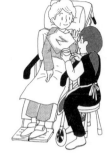

2）侧卧位（图 4-25）

偏瘫的介护对象，采用健侧在下的侧卧位，由介助者从健侧进行介助。如果患侧在下容易造成食物残留在口中或漏出，所以采用患侧在上的方式。利用枕头或靠垫支撑介护对象的身体，即使保持侧卧位也不会造成疼痛。另外，还需要使用毛巾或饭兜，以免弄脏衣物或寝具。

图 4-25　侧卧位进餐

3）仰卧位

无法实现坐位或侧卧位时，用枕头调整姿势保持介护对象头部前倾（脖子略微前伸，下颌略微收回）。对于有吞咽障碍的介护对象，介护者应将摇床升起，介护对象身体上抬呈 30°角，用枕头或毛巾保持头部前倾的姿势。身体呈 30°角，可以利用重力的作用将口腔内的食物送入咽部，也可以减少从口中漏出的量。如果吞咽顺畅，可以逐步提高角度（图 4-26）。

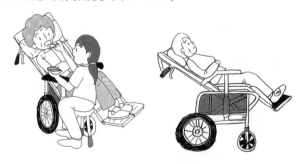

图 4-26　仰卧位进餐

3. 促进进餐自理，介护者结合自理程度提供帮助

① 准备好所需物品。准备进餐时使用的擦嘴巾、筷子、勺子、口吸小壶（塑料制成的壶状介护用餐具）和吸管等。根据需要准备饭兜和毛巾，但应事先向介护对象了解是否可以使用。

对有偏瘫或挛缩等情况的介护对象，应尽量想办法帮助其利用自助具实现进餐自理。

② 说明当天的食谱，以增进食欲。

③ 介护者的视线应保持和介护对象在同一水平线或更低的水平。

④ 先鼓励摄入少量的茶或者汤类等饮品。湿润口腔，可以使食物更容易咽下，促进胃液的分泌，对防止误咽也非常重要。由于舌部活动不便，无法将水分保持在口腔里，吞咽反射迟缓等造成误咽风险加大的，可以将汤类做成泥糊状。用吸管和口吸小壶进行介助时要靠近嘴角的位置进行。

⑤ 食物的大小、一口的量以及进餐顺序，介护者都应了解介护对象的喜好和习惯来进行。注意主食、主菜、副菜、汤类交替进餐。

食欲不振或咀嚼、吞咽功能减退的，一口的量可以少一些，控制在介护对象"想吃"的程度。要注意避免勺子和筷子碰到牙床和牙齿。

对有视觉障碍的介护对象，介护者应在进餐前进行说明，以便其用手确认食物的位置。按时针的方向放置食物，并用钟面图（图4-27）说明，更方便介护对象取食。要注意食物的放置位置要固定，避免造成烫伤等意外。

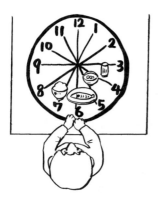

图4-27　钟面图

⑥ 饭后应尽量及时撤下餐具。如果餐后需用药物则进行服药介助。

⑦ 饭后刷牙、漱口，并用毛巾擦拭嘴角。如有需要，清洗义齿。偏瘫的介护对象口腔中容易残留食物，介护者需要查看。

⑧ 如果可能的话，饭后30分钟左右也尽量保持坐位，可以防止由于食物反流等造成误咽。30分钟后再恢复介护对象感觉舒适的体位。

⑨ 要记录进餐量、水分摄入量等进餐的状况。

4. 增进食欲的烹调创意和介助方法

① 结合介护对象的咀嚼和吞咽状态，选择符合其口味的食物，并在摆盘时让食物显得更精致美味。

＜有咀嚼和吞咽障碍者的烹调创意＞

● 切碎的食物——将普通食物切碎。

● 打成泥状的食物——经口进餐的三成粥、五成粥、七成粥、全粥，要用搅拌器打碎后过筛。营养均衡，膳食纤维丰富且物美价廉。要品尝到各种食物的味道，不同种类的食物最好用搅拌器分别搅打。

● 流食——以米汤、牛奶、果汁、鸡蛋等为材料，水分较多的流食。

② 凉的食物保持凉的温度、热的食物保持热的温度，合理配餐。

③ 介助者应从心理方面照顾到介护对象接受介助时的心情，注意是否因情绪紧张或困扰等造成食欲下降的情况。注意安全和舒适，坐在椅子上进行介助。

5. 进餐介助时的注意事项

① 介助者应理解介护对象所需要的营养，以及对于介护对象来说进餐的意义、喜好和习惯等，在可能的范围内帮助其获得进餐

所带来的满足感,同时还要照顾介护对象本人的生活节奏,使其能够安心舒适地进餐。要实现这一点,与营养管理师之间的合作十分重要。

②为了避免发生误咽等意外,需要注意采用便于咀嚼和吞咽的体位,并在食物的烹调方法上下功夫。此外,对于介护对象容易出现的症状和风险,也需要事先和医务人员进行核实,以便在发生窒息或误咽时能够及时对应。

③介助者在进餐时的沟通方式、介助的技巧和细致周到的态度,不仅关系到双方之间的人际关系,同时也会直接影响到进餐量。所以应随时注意保持耐心体贴的态度。

④要鼓励介护对象积极努力实现进餐自理。与物理治疗师(PT)、作业治疗师(OT)、言语治疗师(ST)等配合,营造一个有利于介护对象不断拓展可能范围的环境,灵活应用自助具,包括寻找其他方式,例如在就餐前做一些准备运动等。针对家属,介护者还需要尽量帮助他们理解自理的意义和效果。

6. 脱水症状

生物机体的正常运转离不开水分,这一点每个人都知道。无论是刚刚出生的婴儿还是成人,人类身体的大约70%都是由水分组成的。但是,到了老年,人体水分的比率将降低到约60%,少于一般人。

1)脱水症状

水分摄入不足,就可能出现下列脱水症状。

- 持续低热
- 排尿次数减少,尿液过浓
- 虚脱状态
- 皮肤干燥
- 便秘

- 心动过速

同时，由于血液黏稠度增加，也会加大心肌梗死和脑梗死的风险。

2）脱水的观察方法

观察介护对象是否有脱水状态，一个简单便捷的方法，就是确认腋下的湿润程度。即便是老年人，腋下通常也会有一定程度的潮湿。腋下非常干燥的话，就有可能是处于脱水状态。当然最终的判断还是要交由医务人员来进行。

3）脱水的预防和对策

预防脱水最好的方法就是少量多次补充水分。运动饮料等吸收快，同时还可以补充热量。

老年人每天至少需要 1 000 毫升以上的水分。但是有些人没有明显的口渴感觉，有人常服用泻药，还有些人怕自己上厕所太频等，因此造成很多人水分摄入不足，所以有意识地补充水分很重要。

毋庸赘言，出现脱水状态可能造成无法进餐，甚至影响所有生活环节。预防脱水的具体对策包括以下方法：

- 营造良好的环境，例如准备一些符合介护对象喜好的饮品，使其能够随时利用。
- 帮助介护对象本人或者其家属充分理解脱水可能带来的问题。
- 随时注意保持少量多次饮水。
- 进餐中或餐后、入浴前后、起床后和就寝前，有意识地补充水分。
- 消除水分摄入可能会增加排便、排尿等造成的不安情绪。

四、保持清洁

(一) 保持清洁的意义和目的

保持身体的清洁,意味着可以① 去除皮肤的污垢;② 促进新陈代谢,刺激血液循环;③ 消除疲劳感,并带来神清气爽的感觉,同时也与生存愿望有着重要的关系。

我们养成了每天洗脸、刷牙、梳头、洗澡、洗手、更换内衣和睡衣等生活习惯,享受着保持身体清洁的健康生活。但是,介护对象由于某种原因不得不需要他人的帮助,并且由于障碍的程度不同,他们可能比一般人更需要保持身体各部位的清洁,因而保持清洁的介护是容不得半点马虎的重要内容。

(二) 身体、心理与社会方面的意义

① 能够保持皮肤的清洁。

② 温暖身体,促进血液循环。

③ 促进新陈代谢。

④ 舒缓肌肉的紧张程度,消除疲劳,放松身心。

⑤ 增进食欲,通便,同时还有安眠的效果。

⑥ 保持身体清洁,能给其他人带来良好的印象,有助于促进良好的人际关系。

（三）各种入浴辅助用具（图 4‑28～图 4‑33）

入浴辅助用具是保障介护对象入浴安全的福利用具。入浴过程包括移动到浴室、穿脱衣物、出入浴室、清洗身体（包括洗头）、进出浴缸、在浴缸内里站立坐下等各种动作。入浴是在日常生活中需要伴随动作最多的行为，因而入浴动作所需的福利用具涉及面非常广，包括从大型器具到小型自助具的各种用具。

浴缸入浴是日本的入浴方式，中国若只实行淋浴，请参考"1）入浴用椅子（淋浴座椅）"部分。

1）入浴用椅子（淋浴座椅）

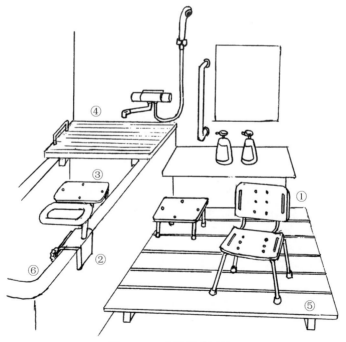

图 4‑28　入浴辅助用具

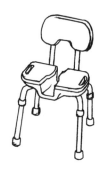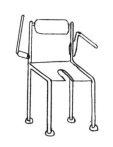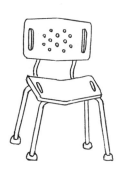

图 4 - 29   入浴用椅子

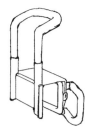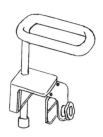

图 4 - 30   浴缸用扶手(安装在浴缸缸壁上)

2) 浴缸用扶手

3) 浴缸座椅

4) 入浴台

5) 浴室用排水踏板

6) 带吸盘的入浴防滑垫

(四) 清洁身体各部位的具体方法

1. 在床上进行足浴(图 4 - 34)

足浴可以暖身,还能起到舒缓情绪的作用,并且具有促进血液循环,减轻水肿的效果。

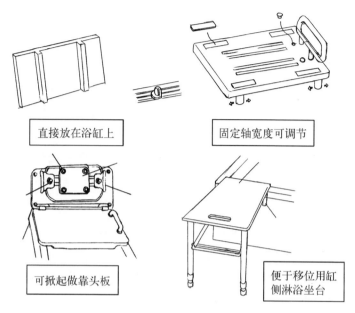

直接放在浴缸上

固定轴宽度可调节

可掀起做靠头板

便于移位用缸侧淋浴坐台

图 4-31　入浴台（浴缸上坐板）

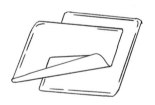

图 4-32　背面带吸盘的入浴防滑垫

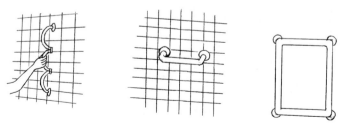

图 4-33　浴室扶手

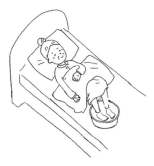

图 4-34 在床上进行足浴

所需物品

水盆、污水桶、浴巾、毛巾、防水垫、靠枕、热水（40℃左右）、备用的热水（45～50℃）、水壶、肥皂、指甲刀等。

① 告知介护对象将要进行足浴，并介绍具体顺序和介助内容，征得其同意。

② 查看体征、气色和情绪等身体情况。

③ 查看有无排泄。

④ 放好所需的物品，便于取用。水盆里的热水量控制在一半左右，以放入双脚也不会溢出为宜。调整好室温。

⑤ 弯曲介护对象的膝部，在膝盖内侧垫上靠枕等（可以缓解介护对象腹部的紧张感，保持平稳和舒适的姿势）。

⑥ 脚边铺上防水垫，避免弄湿寝具和衣服。

⑦ 将脚放入热水中。对于偏瘫介护对象应先用其健足试水温。

⑧ 双脚浸泡约 5 分钟。

⑨ 随时查看水温，温度低了适当添加热水。但要注意热水不要直接浇在介护对象的脚上。

⑩ 在毛巾上打上肥皂清洗双脚。支撑好脚关节，逐一清洗双脚。脚趾之间的部分、脚背、脚踝、脚跟、脚底等都要仔细清洗，注意不要落下任何一个部位。

⑪ 在水盆里浇水冲掉肥皂等。

⑫ 抬起脚，将水盆移走。

⑬ 用浴巾擦干双脚，并适当进行按摩。

⑭ 整理好衣服，盖好被子。

⑮ 观察表情等、身体情况有无变化。

⑯ 补充水分。

2. 擦拭介助

这是在介护对象无法进行盆浴或淋浴时，用热水和肥皂等擦拭全身的皮肤，以保持清洁的方法。具体包括使用肥皂擦拭、免洗沐浴液擦拭，还有用热毛巾擦拭等各种方式，可以根据皮肤的状态和身体的清洁程度选择适宜的方法。

擦拭能使人感到身体清爽，并且由于温热的刺激与擦拭按摩能刺激末梢血管达到促进血液循环的作用。同时对于介护者来说也是观察介护对象全身皮肤状态的绝佳机会。

所需物品：

水盆（大、小）、热水桶（55～60℃）、污水桶、水壶、毛巾（浴巾、热毛巾、干毛巾、擦手巾、下身用毛巾）、肥皂或免洗沐浴液、防水垫、塑料布、换洗衣物、靠垫等（图 4 - 35）。

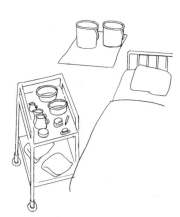

① 告知介护对象将要进行擦拭，并介绍具体顺序和介助内容，征得其同意。

图 4 - 35 擦拭介助所需物品

② 查看体征、气色和情绪等身体情况。

③ 查看有无排泄。

④ 根据介护者的身高调节床的高度。

⑤ 准备所需物品。

⑥ 调节室温。

⑦ 将介护对象挪至靠近自己的位置。

⑧ 在水盆里倒进一半左右的热水，温度以能用手拧干毛巾

(50～55℃)为宜。

⑨ 擦拭身体。

将毛巾拧干,尽量迅速缠绕在介护者的利健侧手臂。缠绕时速度太慢,毛巾就会变凉,可以将毛巾叠成四折等形状,用毛巾的平面进行擦拭。

[擦拭方法]

● 擦拭动作要迅速而平稳,按照从末梢(手指尖、脚尖)向中枢(心脏)的方向平均用力。有节奏地擦拭,可以给皮肤和肌肉带来愉快的刺激。

● 肥皂要先打起泡沫之后再擦拭。用过肥皂后,要用充分洗过的毛巾擦拭 2～3 次,将肥皂擦净。擦净后再用干毛巾擦干水分。

[擦拭顺序和注意事项]

从脸到耳朵的擦拭(图 4 - 36):

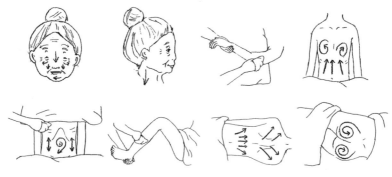

图 4 - 36 擦拭顺序

i. 将擦脸毛巾从脖子一直盖到面颊,在后颈折好。

ii. 将拧干的毛巾贴近介护者的手腕内侧试看温度,温热介护对象的脸部,注意不要堵住鼻子。

iii. 拧干湿毛巾,迅速缠在手上。

iv. 按照眼睛→额头→鼻子→脸颊→嘴→下颚→耳朵的顺序擦拭。

- 眼睛从眉头眼角方向擦拭,毛巾换面之后再擦另一侧脸,擦去眼屎。

- 额头和鼻子、脸颊从中心向外侧擦拭。

上肢的擦拭:手→前臂→肘部→腋下→肩膀

腹部擦拭:顺着肠道的走向,从腹部中心向左下方移动,然后按时针走向划圆弧擦拭。

下肢擦拭:脚→小腿前侧→小腿后侧→大腿→脚背→脚底→脚趾之间

3. 洗头(图 4 - 37)

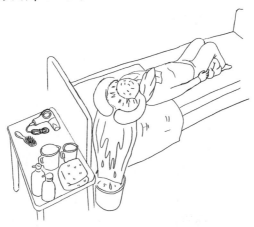

图 4 - 37　用床上洗发帽盆洗发

如果介护对象无法从床上坐起来,按照下图所示,可以在床上直接洗头,有助于其在长期卧床状态下获得难得的清爽感觉。

在床上洗头的关键是要注意让介护对象保持舒适的姿势,同时还要注意不弄湿床。因此需要在膝下垫上靠垫,并且在上半身下面铺上防水垫等。

4. 仪容仪表(刮胡子、梳头、掏耳朵、剪指甲)

1) 刮胡子

使用剃刀的时候一定要用肥皂或者刮胡子用泡沫剂,使剃须刀更顺滑。刮胡子前事先用热毛巾敷面,使胡须变软更便于刮理。至于是使用老式剃刀还是电动剃刀,需要尊重介护对象的意愿,按照他们的喜好进行选择。

2) 梳头

头发接触来自外界的灰尘等各种污染物质,同时头皮分泌的汗液和皮脂也很容易弄脏头发,所以日常介护非常重要。头发的污垢,不仅影响本人,而且也会招致周围人的不快,甚至给参与社会活动带来影响。另一方面,梳头能够促进头皮的血液循环,作为每天必备的介护活动,不妨坚持在每天早上起床之后,洗脸的同时完成梳头的动作。

梳头的时候在梳子上铺上纱布,头屑和污垢、脱落的头发等就会留在纱布上,很方便清理。还要注意在肩上围上化妆用的围巾,或者铺上大一点的单子,以避免脱落的头发和头屑等弄脏床铺。

3) 掏耳朵

外耳、耳郭也不要忘记擦拭,用浸湿热水后拧干的毛巾仔细擦拭沟纹和耳朵背面的部分。明确告知介护对象正在掏耳朵,保证其头部不随意晃动。如果是患痴呆症等无法理解的介护对象,应采用两个人同时介助的方法,轻轻按住介护对象的头部。

干燥成痂的耳垢不要硬掏,用棉签蘸上婴儿油弄软后,再用耳勺或镊子慢慢掏出。

4) 剪指甲

剪指甲的动作,选择在入浴后或手浴后等指甲变软之后进行会更安全。不必勉强一次完成,可以分成几次,也可使用锉刀等确保安全。

另外,如果介护对象有灰指甲、卷指甲等病状时,要与护士商量后实行。

(五) 入浴介护的具体方法(图 4 - 38)

1. 偏瘫的介护对象(部分介助)

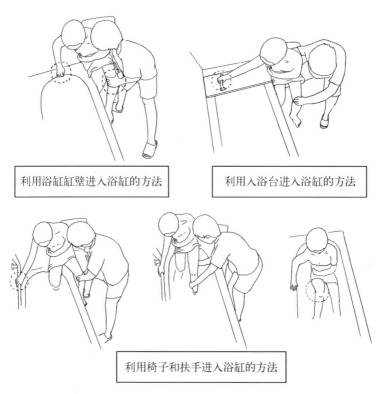

利用浴缸缸壁进入浴缸的方法

利用入浴台进入浴缸的方法

利用椅子和扶手进入浴缸的方法

图 4 - 38 进入浴缸的介护方法

① 对于偏瘫的介护对象,应尽量由本人自行完成能做到的部分,仅对其无法完成的部分进行介助。但是,介护对象的身体情况常常会发生一些波动,要尊重本人当天的状态和意愿(如果只进行

淋浴,省略 12)、13)、14)的步骤)。

②　告知介护对象将要入浴,并说明具体顺序和介助的内容,征得其同意。查看体征、气色和情绪等身体情况。

③　查看有无排泄。

④　脱掉衣服之后,男性在下半身裹上毛巾,女性则需要从肩膀开始盖上大浴巾,尽可能站在介护对象背后。

⑤　让介护对象扶着扶手移动到浴室。如果没有扶手,介护者站立于介护对象的患侧,扶住介护对象的手臂和腰部。

⑥　走到淋浴座椅跟前,先用热水冲一下椅子再坐下。

⑦　先给介护对象身上浇些热水暖身。浇水前介护者一定试看水温,然后再由介护对象的健侧核实温度是否合适。

⑧　浇热水时先从远离心脏的部位开始,顺序进行,便于身体适应。

⑨　将已经打好肥皂的洗澡毛巾交给介护对象,利用健侧的现存功能,清洗自己能洗到的部位。

⑩　剩下的部位由介护者负责清洗(按照洗头、洗脸→上半身→下半身→臀部→会阴部→肛门的顺序)。清洗会阴部时,最好另外准备专用的毛巾。

皮肤有褶皱的部位(比如脖子、耳朵、关节、手指之间、会阴部等),要特别仔细清洗。

⑪　用淋浴冲干净身上的肥皂。

⑫　进入浴缸。从健侧进入浴缸,有利于发挥本人的现存功能,同时也便于核实水温。

⑬　观察介护对象泡澡时的状态有无变化。泡澡的水位应低于心脏的位置。泡澡的时间为 5～10 分钟,尽量将体能消耗控制在最小限度。

⑭　离开浴缸。先让介护对象坐在浴缸的边缘(或浴缸板),再

移动到放在浴缸旁边的淋浴座椅。介护者要用膝部支撑保护患侧，以防介护对象摔倒。

⑮ 移动到更衣室，用浴巾擦干全身。

⑯ 按照脱健穿患的穿脱原则，先从患侧开始穿上衣服。对于本人自己能做到的，要注意鼓励其自行完成。

⑰ 用吹风机吹干头发，整理好仪容，并及时补充水分。

2. 利用器械入浴

在日本社区介护中心，已普及利用器械入浴为老年人进行沐浴介护。利用器械入浴时，要事先熟练掌握器械的操作，严格遵守注意事项。为了确保安全，介助通常由两个人共同进行。同时也要充分注意保护介护对象的尊严。

① 告知介护对象将要入浴，并说明具体顺序和介助内容，征得其同意。

② 查看体征、气色和情绪等身体情况。

③ 查看有无排泄。

④ 由介护者将介护对象移动到电动洗澡床，系紧安全带。

⑤ 脱衣动作在电动洗澡床上进行，并用浴巾盖住身体。动作时注意不要从床上摔下来。

⑥ 清洗身体。随时注意介护对象的表情等情况，顺序为脸→头→上半身→后背→下半身→会阴部、臀部。

⑦ 淋浴冲洗全身。

⑧ 进入浴缸。由介护者核实水温，同时也让介护对象在进入浴缸前用淋浴喷头冲在脚上试水温。

⑨ 降低专用的电动洗澡床，泡在浴缸中。操作时要注意避免给心脏带来负担，泡澡水位应低于胸部。

⑩ 离开浴缸。用浴巾盖住身体，使用电动洗澡床移动到更衣室，穿好衣服。

⑪ 泡澡出汗会使血液中的水分减少，增加血液黏稠度，所以不要忘记及时补充水分。

（六）入浴介助的注意事项

1. 准备环境

冬季尤其要注意选择白天比较暖和的时间段进行。事先用电暖器等调整更衣室的温度，减少更衣室与浴室的温差，浴室应达到所需室温、充分暖和后再使用。从浴室出来时房间的温差过大，可能会造成血压急剧升高。

2. 协助安全入浴

原则上要避免在饭后或空腹时入浴。

热水的温度最好控制在 $38\sim41℃$ 前后，入浴时间，包括更衣时间在内应控制在 15 分钟左右。和年轻人相比，老年人血压波动幅度较大，同时在高温的热水中长时间泡澡，也会使心跳和心排量增加，造成血压急剧上升等情况。

3. 安全防范

在浴室还存在发生站立时眩晕和由于肥皂湿滑而摔倒的风险，需要特别注意。

同时也要注意烫伤，所以淋浴喷头和浴缸的温度要事先用手核实。

4. 防止入浴后着凉

入浴后身上如果没有擦干净，水分的蒸发会使体温降低，容易着凉，一定要注意用浴巾彻底擦干身体。

5. 补充水分

入浴时出汗会使血液的黏稠度增高，容易造成血管堵塞或破裂，因此不仅是入浴后，而且入浴前也要注意水分的摄入。

6. 应急处置

发生以下异常情况时，应及时妥善应对，并迅速联系医生、护士、家属。

○ 入浴过程中身体情况出现异常时，立即停止入浴，擦干身体，移到浴室外或放平身体，观察其身体变化。

○ 在浴缸中溺水时，立即拔下浴缸栓放掉热水，保持呼吸道通畅。观察有无呼吸和意识，联系医生、护士和家属等，根据需要呼叫救护车。

○ 由于一时性脑缺血造成头晕时，离开浴缸以仰卧位休息。

○ 出现脑充血等情况时，用冷水或凉毛巾擦拭脸部并休息。情况缓解后补充水分并继续观察。

7. 避免伤害介护对象的自尊心

有的介护对象可能会由于不好意思或者害羞而拒绝入浴或擦拭身体。特别是痴呆症患者，要照顾到他们以往的生活习惯，如果沟通比较困难，可以通过通俗易懂的语言或借助身体动作、手势等进行说明，帮助他们理解入浴的必要性，鼓励他们接受介护服务。

同时在介助的过程中也要注意尽量减少身体暴露的时间，保护介护对象的隐私。

五、排泄介助

(一) 排泄的意义

对于人类来说,排泄是维持身体健康,调节生活节奏,享受人类生活的基本行为。但是,排泄同时又是非常顾忌隐私的问题,任何人心里都会"不愿意连上厕所都让别人帮忙"。因此,介护对象很容易产生羞耻感、顾虑、困惑、焦虑等情绪,拒绝他人的介助,试图自己完成如厕的行为,甚至有的人为了减少上厕所的次数而控制饮食,忍受不适,造成身体状况恶化,给日常生活带来严重的影响。

排泄不仅是维持生命的重要行为,同时也是关乎个人尊严、极为隐私的部分。对这一点我们必须要有充分的理解,并结合每个人的生活节奏和习惯提供相应的帮助。

(二) 排泄介助的注意事项

1. 身体方面
① 保持清洁(卫生和生活的舒适)。
② 观察排泄物(量、气味、颜色、性状等)。
③ 观察全身的状态和皮肤(创伤、发红、水肿、肿胀、压疮等)。
2. 精神方面
① 尊重本人的意愿(希望、困扰、期待的事情)。
② 减轻精神负担(避免产生不好意思、顾忌的心理)。

③ 保护隐私(避免不愉快的情绪、难为情的心理等)。

3. 环境方面

① 符合本人情况的排泄方法、使用物品、衣物的选择。

② 安全舒适的环境营造(清洁、气味、温度、照明、隔音、扶手、坐便器和洗手池位置的高度、门的开关、紧急呼叫铃等)。

③ 介助者的准备(安全放心的介护技术、介助者自身的清洁等)。

(三) 排泄方法的种类(表4-1)。

表4-1 排泄方法的种类

排泄方法	特 点	需要介护者的状态
厕所	包括蹲式和坐便	适用于可以移动至厕所,自理或可采取坐位的。
移动式坐便器	可以移动至所需位置	适用于虽然难以移动至厕所,但可移动至床边的。
接尿器	包括男性用、女性用、采尿器、插入式接尿器等	适用于虽然不能移位,但本人有尿意的。有些接尿器只要有上肢的力量,也可以自行使用。需要选择符合本人情况的接尿器。
便盆	包括坐式、蹲式、坐蹲中和式、橡胶便盆等	适用于难以移位和保持坐位的。但本人无便意的效果不理想。
纸尿裤	包括粘贴式纸尿裤和穿脱式纸尿裤	即使是尿意便意不明显的亦可使用,便于扩大活动范围。有些人不能接受尿布,但纸尿裤相对容易接受。
尿布和尿垫兼用型尿布	尿布和尿垫并用	适用于能感觉到尿意便意,但长期卧床状态的。可与接尿器或便盆结合使用,或根据尿量和感觉分别使用尿布或纸尿布。
纸尿布	单独或者和尿垫并用	

(四) 介助的具体方法

1. 如厕介助

介助的行为范围包括在一旁守护排泄动作,或者通过部分介助协助能够如厕的介护对象使用厕所。前提是介护对象能够保持坐位。具体的介助内容包括排泄的系列动作,如步行、轮椅移位、从坐便器坐起的介助、穿脱衣服、清洁动作等。

【使用轮椅,偏瘫需要部分介助时】

所需物品:下身专用毛巾、盖毯

步骤:

1) 告知

- 询问尿意便意,征得同意引导前往厕所。

2) 移动至厕所

- 结合本人的情况选择合适的方法进行移动。
- 移动时的位置要便于介护对象使用健侧扶手。

3) 坐下

a. 起立

- 把住扶手,身体前倾做起立的准备。
- 注意将重心置于健侧站起,身体转向。
- 介助者协助进行起立的动作。

b. 褪下裤子和内衣

- 呈立位站稳,自行脱下衣服,对本人无法做到的部分进行介助。

c. 坐下

- 让介护对象自己看好坐便器的位置,呈前倾姿势坐下。
- 查看坐位是否稳定(脚是否能踩到地面,身体是否呈前倾姿势)。

- 盖上盖毯(防止着凉和照顾隐私)。
- 介护对象能够自行使用卫生纸的,准备好适量卫生纸交给介护对象。
- 告知介护对象如厕完成后通知介助者,退出厕所外等候。

4)后期处置

a. 擦拭

- 为了防止感染从会阴部向肛门按序擦拭。

b. 介助者观察排泄物的情况(量、气味、颜色、有无其他物质、性状等)。

5)整理好衣服

- 起立,立位站稳后穿好内衣、裤子。
- 介助者负责介助本人无法做到的部分,整理好衣服。

6)洗手

- 在一旁看护洗手的动作,介助者同时也要洗手。

7)查看身体状态

- 查看有无残尿感、情绪如何,有无痛感等,并进行记录。

2. 移动式坐便器的介助

移动式坐便器适用于难以移动到厕所,或者难以保持坐位的介护对象。同时,即便是可以移动到厕所的介护对象,也可在夜间使用。

【需要在床边进行部分介助时】

所需物品:移动式坐便器、L形护栏、下身用毛巾、盖毯、擦手巾等

步骤:

1)告知

- 询问尿意便意,征得同意使用移动式坐便器。

● 查看身体情况,如果是夜晚,需要核实是否清醒。

2) 放置好移动式坐便器

● 考虑到移位后的稳定性,通常放置于健侧腿边。

● 照顾介护对象的隐私,关上门或者拉上围帘。

3) 坐在移动式坐便器上(内容同如厕介助)

a. 起立

b. 褪下裤子、内衣

c. 坐下

4) 擦拭下身

5) 擦手

● 将擦手巾交给介护对象,在一旁看护,介助者同时也要擦手。

6) 整理好衣服,返回床上,查看情绪变化,有无痛感等。

7) 后期处置

a. 通风换气除臭

b. 观察排泄物的情况,清除污物,清洗便盆后放回原处

8) 对排泄时间和健康状态等进行记录

3. 接尿器介助

所需物品:接尿器、卫生纸、防水垫、下身用毛巾、擦手巾等

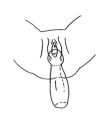

图 4-39　把接尿器
对准会阴下方

1) 女性

将宽口接尿器的前段对准会阴下方(尿道口与阴道下方),用卫生纸垫住以防尿液外溅。卫生纸下半部分的前端置于接尿器内(图 4-39)。

2) 男性

将阴茎插入接尿器的接尿口,握住把手固定放好。可以自行完成的,采用侧卧位进行更

轻松(图 4-40)。

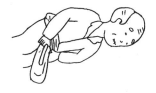

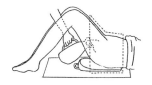

图 4-40　男性使用接尿器　　　图 4-41　男性：直接把接尿器插入

4. 便盆的介助(图 4-41～图 4-43)

所需物品：便盆、卫生纸、防水垫、下身用毛巾、擦手巾等。

能抬起腰部的介护对象：以仰卧位屈膝，抬起腰部。介助者从下方托住腰部，将便盆从对准肛门的位置放于入臀下。男性可以同时使用接尿器，女性可以将卫生纸盖在会阴部并将下端插入便盆，以免尿液外溅。

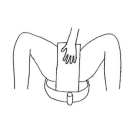

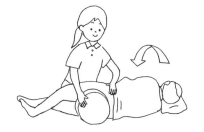

图 4-42　女性：用卫生纸竖折挡住　　图 4-43　无法抬起腰部的介护
　　　　　　　　　　　　　　　　　　　　　　对象使用便盆

无法抬起腰部的介护对象：以侧卧位对准便盆，返回仰卧位，并注意不要错位。

5. 纸尿裤的介助(图 4-44)

介助的方法基本上等同于穿脱布料的内衣、裤子等。如果是粘贴式，可以直接褪下或从两侧打开粘贴带解下。排便时需要注意不要让排泄物漏出来。排泄物应冲入厕所处理。可同时使用吸

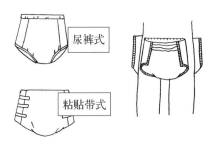

图 4-44 纸尿裤的使用

尿用的尿垫。

6. 尿布尿垫兼用型尿布和纸尿布的介助(图 4-45)

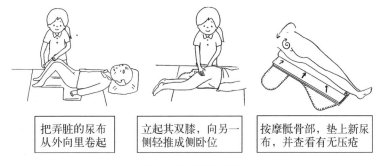

| 把弄脏的尿布从外向里卷起 | 立起其双膝，向另一侧轻推成侧卧位 | 按摩骶骨部，垫上新尿布，并查看有无压疮 |

图 4-45 尿布垫法

所需物品：尿布、尿垫、下身用毛巾、清洗下身的水壶、污水桶、擦手巾等。

步骤：

① 拉上围帘或关上门，保护介护对象的隐私。

② 打开尿布的粘贴带。

③ 清洗并擦拭阴部，将弄脏的尿布按照排泄物向内的方向卷起收好。

④ 让介护对象采用侧卧位，从外侧向内侧呈圆圈状擦拭臀部。会阴部从前向后顺序擦拭。

⑤ 垫上干净的尿布或尿垫。

⑥ 以仰卧位,整理好尿布的位置粘好侧面的粘贴带。

⑦ 拉平睡衣或其他衣物,查看是否舒适和身体情况。

⑧ 整理好其他物品,通风换气。

⑨ 观察排泄物的情况,并进行记录。

六、生活、家务和居住环境营造

（一）家务支援的意义

"穿好衣服，保持清洁""进餐，准备食物""保持住宅的清洁"等，这些关系到衣、食、住的行为，是人类生存必不可缺的重要组成部分。

家务原本应由生活在其中的人自行完成，但是如果无法依靠自身的力量来进行，可由介护人员代为完成。即使是生活在医院或介护机构里的介护对象，为了使他们享受丰富多彩的生活，保有人的尊严，介护者都会提供衣、食、住各方面的支援。

本节将介绍提供家务支援的基本注意事项和具体的方法。

（二）保持衣物清洁的支援

1) 洗衣

a. 使用洗衣机洗涤衣物

查看衣物有无绽开等破损情况，衣袋中有无忘记取出的物品。不同颜色和花纹的衣物可能会出现褪色的情况，最好分别洗涤。

洗好的衣服在晾晒时，由于日光照射可能褪色变黄的衣服需要避光晾晒。

b. 手洗衣物(图 4 - 46)

需要根据衣服的纤维材质不同,选择合适的洗涤方法。

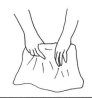

摇洗
适用于围巾等衣料薄、柔软、易皱的衣物。

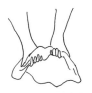

握洗
适用于毛衣袖口等衣服污着部的洗涤。

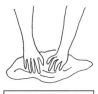

按洗
适用于毛衣或不愿弄皱的衣物。

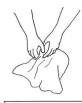

搓洗
适用于抹布、袜子等极为污着的衣物。

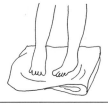

踩洗
适用于被子、毛毯等大型物件,放入浴缸用脚踩踏洗涤。

图 4 - 46　手洗衣物方法

2) 整理(收纳)

每天穿着的衣物,应收纳于便于取用的场所。需要长期保管的衣物,应使用除湿剂或防虫剂。尽可能使用密封的器具进行保管,防止发霉或被虫蛀。

3) 修补

如果有绽裂或纽扣脱落等情况,应先修补好之后再进行收纳。

4) 选择(喜好)

根据季节的变化和当天的活动内容,结合不同的目的选择服装。进入老年后,人的体型也会发生变化,大多更喜欢选择宽松的衣服,但同时也要避免过于肥大的服装。按照介护对象喜好的颜色和式样等选择相应的衣服。当然任何人都希望自己穿上漂亮、合身的服装。

(三)烹调的支援

1)烹调

a. 食谱

安排食谱时要充分考虑营养的均衡,同时也要照顾到介护对象的饮食爱好。应尽量保持丰富性,避免雷同。

b. 烹调顺序

从比较花时间和即使放凉了也不影响味道的部分开始烹制。对于需要保持一定温度的食物,应事先计算好时间进行烹制,让介护对象在进餐时不受影响。

c. 烹调方法

较硬的食物和较大的食物会越来越不方便进餐,所以要注意食品的材料应足够柔软,大小适中。

短时间烹制出来的煎烤炸制食物,表面很容易发硬,可能不便于老年人食用。在炸制或煎烤之后浸泡在酱汁里,会比较方便食用。另外,食物的大小也很重要,切成相对较小的块状更好。

煮制的菜肴中根菜一类(萝卜、牛蒡、胡萝卜等)和豆类等蔬菜,用文火慢炖就会比较软烂,适合老年人食用。

蒸制食物虽然比较花时间,但好处是不会过干也不会煮散,使食物成品美观。

d. 烹调的形态

有些人无法用牙齿和牙床嚼碎食物,所以需要考虑哪些形状的食物更方便他们进餐。例如在前期准备的过程中,将食物切细切碎或者打散等。在烹饪的时间上也需要比一般食物煮得更软烂。具体的方法如下。

○ 松软——即使比较大也有一定的形状,便于咬开。

○ 切碎——一口大小,切碎或者打散等。

○ 表面光滑——包括捣碎或者用搅拌器搅碎,过筛、擦碎等方法。

○ 便于吞咽的形状——利用琼脂或者明胶,经过搅拌器搅碎后,再凝固成型的食品。

○ 粥状食物——饮品和汤类的食物容易发生误咽的事故。增加黏稠度可以防止误咽。制作汤类等热饮时加些淀粉,果汁等冷饮可以加些增稠剂等(以淀粉原料的)都是不错的方法。

e. 调味

原则上味道要淡,控制盐分和糖分。巧妙利用酸味和辛香料,可以能使食物的味道更丰富。

2) 配餐

食物的摆放摆盘都与食欲有着密切的关系。根据色彩的搭配选择餐具,端起来是否顺手,餐具的重量和形状也都是需要注意的地方。餐桌周围的环境也很重要,注意收拾整洁,会使进餐的环境更加舒适愉快。

3) 收拾和保存

吃剩的食物需要妥善保存或进行处理。较热的食物应放凉之后再放进冰箱保存。餐厨垃圾的处理要及时。

保持厨房和餐桌的清洁,使用后的器具和餐具要彻底清洗干净。注意预防食物中毒。

4) 防火

使用后的物品及时放回原处,煤气和电器必须在使用后关好总开关并核实。

(四) 扫除的支援

优先打扫比较容易脏的地方和介护对象使用时间较多的空间。

1) 扫除

a. 起居室

用吸尘器或扫帚清扫地面,房间的角落和床下也需要清扫。架子等地方则使用拧干的抹布等擦干净。

有时候物品堆放比较杂乱,或者床边堆积较多物品的情况,如果清理得过于干净,有时反而会给介护对象的生活带来不便,所以进行整理前,要和介护对象商量物品如何处置。

b. 浴室、厕所、厨房等

利用率不同,程度也会有所不同,但这几处都属于比较容易脏的空间。如果不能及时地清理垃圾和定期进行打扫,很容易产生臭味和发霉,所以这些空间不仅要进行清扫和通风换气,还需要仔细注意擦洗干净。

2) 扫除后的整理

使用过的抹布和扫帚等附着各种垃圾和污物,应仔细清洗干净。

(五) 居住环境营造的支援

要舒适愉快地生活,不仅是房间的打扫,温度、湿度、气味和光照等都是重要的影响因素。为了享有更舒适的生活,在营造居住环境时需要注意以下几个方面。

1）噪声

如果噪声来自室外,需要及时关闭门窗,而来自室内的噪声则需要注意降低发出噪声的声源。要降低声音传播带来的影响,使用窗帘和地毯等都是比较有效的方法。

2）光照

合理采光不仅可以让室内变得明亮,同时也能提高室温,对人体健康也有好处。阳光直射过强的话,可以用窗帘等进行适当的调节。如果床铺面向南面造成阳光直射,应根据需要考虑适当改变家具的位置。

照明器具的开关最好置于随手可以触到的位置。

3）空调

由于老年人的体温调节能力下降,很容易受到温热环境的影响,所以需要尽量消除房间之间的温差。特别是寒冷的季节,厕所和更衣室、浴室等穿脱衣物的房间尤其需要注意。

起居室不仅要考虑温度,而且还应该有意识地注意湿度。使用取暖设备等就会降低湿度,这个时期应注意保湿。

4）通风换气

除了可以开窗通风,厨房和浴室的空间可以利用换气扇。使用尿布和移动式坐便器的时候,排泄物的气味可能会一直滞留在房间里,所以要注意定期通风换气。

5）意外事故防备

要注意防备在起居室内和其他房间摔倒等造成摔伤事故。

a. 起居室

即使是很矮的台阶和床边的杂物也可能会绊倒摔伤。不要在通道等位置放置物品,或者电器产品的电线等杂物。

b. 浴室

可以采用安装扶手,使用防滑垫等方法。同时还应该尽可能取消台阶拦挡,可以使用防水踏板等(木板)。

c. 走廊、出入口和楼梯

和起居室相比光线较暗,所以通道处不要放置任何杂物。和浴室一样,安装扶手是比较有效的方法。

楼梯会有摔倒的危险,也应该安装相应的防滑用具。

七、沟通技巧

(一) 所谓沟通(communication)

沟通是指人与人发生关联,相互理解,促进人际关系的手段与功能。沟通一词的词源是拉丁文的 commumicare(意为共有、分享),两个人或更多的人之间,准确地向对方传递想法、情感或信息,对方也准确地接收,实现相互之间的共享。

沟通需要说的一方和听的一方相互交替转换角色,并同时完成听与说的任务。

进行沟通的目的常有以下几种。

1) 建立人际关系——对话、问候

2) 传递信息——说明、报告

3) 获得合作——委托、说服

4) 通过包容和共鸣建立信赖关系——鼓励、安慰

应该说这些都属于相互理解(分享)的范畴。

(二) 沟通方法与手段

沟通方法与手段通常被分为"语言沟通(verbal communication)"与"非语言沟通(non-verbal communication)"的两大类。

1. 语言沟通(verbal communication)

● 通过"言词"传递自己的情感、想法等信息;

- 利用文字或文章以"书写"的方式传递信息。

【代表性的语言沟通】

○ 口语、手语　　○ 书面语(文章、笔记、文件)、盲文

2. 非语言沟通(non-verbal communication)

- 以手势或眼神、举止和态度等语言以外的沟通手段,替代语言发挥传递信息的作用。

【代表性的非语言沟通种类】

○ 形体动作:动作或手势、举止、姿态、表情、眼神、姿势、态度

○ 身体特征:身高、体重、体型、发型、肤色

○ 身体接触:抚摸、握手、拉拽、打、敲、推、拥抱

○ 声音:声音的强弱、音质、节奏、速度、清晰

○ 距离:与对方之间的距离、位置、座位布局

○ 服装、服饰:服装、化妆、香水、饰物等装饰品、手表、鞋子

将这些总结在一起,即沟通是指利用语言或形体动作、表情、态度等方法或手段,将意愿、感情、想法等信息,通过相互之间的传递实现共享的状态。

(三) 沟通的基本技巧

伊根(J. Eagan)用 5 个英文单词的首个字母,将沟通的基本技巧总结为"SOLER"法则,表达"我非常在乎你"的信息。

S(squarely):直接面对对方

O(open):开放的态度

L(lean):上半身适当向前倾

E(eye contact):适当的眼神交流

R(relaxed):轻松自然地倾听

SOLER 强调不应机械性地记忆这些沟通技巧。作为介护人

员,应该在自己的意识和姿态、动作中,体现自己对于介护对象的价值观和人生观。对方将如何看待并理解自己的态度、动作、眼神、措词,是作为介护人员随时随地需要注意的。

(四) 介护人员的沟通

每个介护对象都有各自独特的个性,介护人员也是如此,每个人都是一个独特的自我。但是,在介护对象面前,介护人员必须提供专业水准的服务。要想达到这个目标,① 充分了解自己;② 敏锐的感知能力和洞察能力,两者缺一不可。

了解自己,指的是充分的自我认知。自己的价值观、通常表现出来的态度、行为、给别人留下的印象等,知道自己在其他人眼里是什么样的人非常重要。

感知能力和洞察力对于随时关注并理解介护对象的状态非常重要。通过和介护对象之间的沟通,发现他们的想法、愿望,或者困惑、不安等情绪,同时,通过他们的言词和态度、表情来察言观色的能力至关重要。

(五) 结合身心状态进行沟通

1. 视觉障碍与沟通

和有视觉障碍的人进行沟通时,关键是首先了解对方的视觉状态(级别、程度)。通常这些介护对象无法阅读一般的文字,除了通过声音直接沟通以外,还可以利用以下方法:① 盲文;② 打字机;③ 录音机、录音笔等。

2. 听觉障碍与沟通

和有听觉障碍的人进行沟通时,主要包括通过声音、通过嘴唇的动作解读(唇语)、笔谈、手语和指语等方法。具体使用什么方法更合适,需要结合实际情况灵活对待。可利用文字或图形进行笔谈,有时候则需要将声音和手语配合进行,关键是根据对方的情况灵活运用各种方法。

3. 智力障碍与沟通

通常来说,缺乏环境适应能力和判断能力智障人士,大多沟通能力也相对较弱。因而在与他们进行沟通时,可以考虑以下方式:① 尽量使用通俗易懂的语言表达;② 放慢语速;③ 尽量使用短句子;④ 同时配合使用形体动作、手势、眼神;⑤ 结合使用图片、图形和文字等。

4. 失语症患者的沟通

失语症是指原本拥有正常的语言能力,但是由于脑部疾病或损伤,导致语言的理解和表达存在某种障碍。根据脑部受损部位和症状的不同,听说读写的能力和程度也存在差异。

具体的沟通方法,包括以下方式:① 对话时注意观察对方的应答反应和表情;② 减少信息量,放慢语速,句子尽量简短;③ 反复讲解;④ 边说边将内容写出来;⑤ 尽量采用简单的"是"或"不是"的回答设计提问;⑥ 利用图形、文字、相关物品等辅助工具。

5. 痴呆症患者的沟通

患有痴呆症的人,通常是由于脑部障碍造成记忆障碍或理解能力、判断能力出现障碍,但是每个人的情况不同,所显示出来的症状也因人而异。介护时最基本的原则,就是一切以患者为本。作为一个人需要得到他人的理解和接纳,受到他人的尊重,这是最重要的前提。

与痴呆症患者进行沟通的基本方法,包括以下内容:① 配合痴呆症患者的节奏进行沟通;② 说话时使用对方能够理解的手段、内容、信息量、速度;③ 避免否定、轻视、命令,保持宽容的态度;④ 建立让对方放心、适应的信赖关系;⑤ 灵活运用形体动作、手势、身体接触等非语言沟通手段。

介护工作是建立在介护对象与介护人员的人际关系下实现的。而要建立良好的人际关系,充分理解介护对象,并通过沟通建立起相互信赖的关系尤为关键。培养能够结合介护对象的身心状况灵活沟通的能力,并站在对方的立场上提供帮助的技能是做好介护工作的重要条件。

第五章

对老化的理解与相关知识

一、生理和心理构造的基础知识

(一) 什么是老年期

1. 何谓增龄

增龄与老化的关系

增龄指的是从出生到死亡之间的年龄增长以及这段时间的经过。把注视焦点放在随着时间的经过出现的变化及状态时,这种时间经过带来的结果即为增龄。增龄就是从出生到成长、成熟、衰老,一直到死亡的生命全过程的变化。

老化则指的是成熟期后出现的以衰退为主的变化。成熟期之前的增龄,如果年岁相同,通常会经历同样的成长过程。而老化的个体差异很大,除了遗传因素,还受生活习惯和环境因素等的影响。

在生物和医学领域,增龄仅指身体和生理方面的衰退现象,一般来说和老化作为同一个语意使用。

而在心理学领域,正像"晶体智力"(心理学将人类的智力分为"流体智力"和"晶体智力")所表现的那样,承认成熟期以后也具有成长的能力。

2. 机体上的变化

1) 解释老化的各种学说

关于老化有很多学说,主要分以下两大类。

- 基因程控说(遗传因素)

认为老化早已埋在遗传基因里的学说。其理论依据包括，每个动物物种都有固定的寿命，以及早老症等遗传病。

- 环境因素说（非遗传因素）

紫外线对 DNA 的损伤、自由基引起的细胞损伤、代谢产物的蓄积造成的酶和蛋白质的异常等遗传基因以外的因素带来的老化。

2）向新老化模式的转换

斯特雷德在 20 世纪 60 年代总结了以下的老化四原则。

- 普遍性——存在物种的差异，但是所有生命体都会发生的现象。

- 内生性——原本就是作为生命体固有的东西埋在基因里。

- 渐进性——逐渐累积性地进行，不可逆转。

- 危害性——导致个体的功能下降，表现在死亡率的增加。

斯特雷德认为，生理的老化对谁都会同样地发生，不可逆转，并且是进行性的，对生命起着负面作用。

近年出现一些一直活跃在第一线的后期老年人，他们的老化不同于 20 世纪 60 年代的逐渐增龄学说的旧老化模式，而是一种新的老化模式，即老化进展极其缓慢，到了死亡将近的临终期才急速衰老。要想健康地增龄，也就是要维持健康寿命，需要从年轻时开始注重健康管理。

3）机体上共通的脆弱面

正如新老化模式所显示的，很多老年人保持着高度自理的生活能力。但是，一旦遇到事故，身体功能就会急剧下降，花很长时间才能恢复，甚至会留下一些残障。这是因为保持身体的形态、生理功能在正常状态的恒常性功能，即适应力、防卫力、预备力、恢复力等四种作用逐渐衰退而导致的。

- 什么是适应力

机体适应外界环境变化的能力。

- 什么是防卫力

阻止有害的刺激物及异物的侵入，以及侵入后排出异物的能力

- 什么是预备力

机体吸收转化超负荷的能力。

- 什么是恢复力

机体从一时的异状恢复到原状的能力。

如新老化模式所显示的，老年人的机体有两面性，一方面拥有顽强的生命力，反过来也会因一些极小的事故损害其生存能力的脆弱的一面。因此，在分析机体上的变化时，重要的是要着眼于能保持的功能和渐渐变弱的功能之间的平衡。

3. 心理上的变化

人的身高在 20 岁左右就停止生长了。进入老年期后椎间盘逐渐狭窄，身高也会缩水。但另一方面，即使身高不再长了，通过走上社会或者为人父母，不断积累经验，还可以不断提高对事物的理解、判断和处理能力。

1) 关于智力

所谓智力是人以知觉、语言、记忆、推理、判断等认知功能（所谓认知功能，指的是收集对象信息，明确判断它是什么的能力）为基础进行思考，为解决问题进行综合判断的能力。另外，在人的一生中，智力可以不断发展，并向多种方向变化。智力分为流体智力和晶体智力两种。

- 流体智力

相比学习和经验，更多受到神经系统成熟度影响的能力。具体来讲就是短时间内记住很多事情（记忆和计算等），能够流利地讲话等，这些都是流体智力的一部分。

- 晶体智力

通过经验的积累而培养出来的能力，能够通过学习和练习提高的能力。具体来说就是对事物的判断和对问题的理解及解决的能力。对语言的意思的理解也属于晶体智力的组成部分。

- 智力向多方向发展

智力并不完全随着增龄而降低，而是朝着多方向变化。流体智力在 20 岁达到顶峰以后开始转为下降趋势，但晶体智力即使在 20 岁之后也会成长和发展。艺术家反而在晚年留下杰作就是最好的例子。如此来看，不是所有老年人都一样，因为其中包含了往多方向变化的因素，所以理解这一点很重要。

2）人格

人格指的是个人保持的一贯的行动倾向及心理特性，有时和性格作为同一语意使用，但是性格指其人特有的感情和意志，相比之下人格指的是自我的外在表现。

- 影响人格的因素

人们经常说年龄大了，变得没有棱角圆滑了，或者反过来变得更加顽固了等，让人觉得人格的某些部分会变得更强烈。人格在不同年代受共通的时代背景，比如战争等重大的事件影响，同时也受个人的人生经历的影响。同样一个人也会产生不同的两个方向的印象，这是因为共通而来的时代背景和个人独有的人生经验混合在一起的原因。从事介护的人应该记住，不要单凭对老年人的片断的印象及信息就先入为主地决定此人具有特定的人格。

4．何谓晚年生活

1）什么是老年期

生命周期的最终阶段称为老年期。

在日本，行政或政策上将 65～74 岁的老年人称为前期老年人（老年前期），75 岁以上的称为后期老年人（老年后期）。

2）老年期的心理危机

佩克列举了老年期的三种危机：

退休危机、身体健康危机、死亡危机。

- 关于退休危机

到年龄退休后，如果没能把以前建立的价值体系顺利转换，会引起对其后的人生产生绝望。为了适应退休后的生活，需要找到和以往不同的自我。通过找到新的生活场所、新的人生角色、人际关系，才可能避免退休危机。

- 身体健康危机

老年期会出现抵抗力和恢复力降低等肉体痛苦（传染病及骨折等），这是人生晚期遭遇的巨大痛苦。然而，即使身体功能衰弱，如果能通过人际关系及智力活动找到幸福和安慰，可以克服因失去健康而造成的痛苦。

- 死亡危机

进入老年期不得不面临的严峻现实就是，在不远的将来必将迎接死亡的到来，这是人生晚期最大的危机。在这个最终的阶段，人若跨越肉体的极限，在过去、现在、未来的延续中找到希望，就可接受"死亡"，面对危机积极地生活下去（与孩子们的接触、对文化和社会的贡献等活动）。

3）老年期的丧失体验及生活乐趣

老年期被称为丧失期，要面对亲人和朋友的去世，因退休而丧失社会地位等情况。但即使如此，越是那些"健康状况很好""有很多朋友""主动地参加活动"的人，越能感受到生活的乐趣。

生活的意义因人而异。如果本人能自然而然地进行某种适合的活动，并感觉到充实，这种活动就会成为其生活的意义。

比如，在养老机构进行进餐介助的过程中，尽量让老人自己吃东西。即使掉落或花长时间进餐，也尽量让老人自己吃，让他们尽情享受自由进餐的满足感。找到老年人生活中能自理的任何小事,给予鼓励,增强自信心,这一点很重要。另外,在阳台上养花或种菜,观赏每天的生长过程,都能给老年人和介护人员带来对未来的希望,成为其生活的意义。

4) 老年期的人际关系和幸福感

通过建立与他人的关系,可能会满足一些愿望,比如于他人有用、自身的存在价值、变化等,并由此找到自己生活的意义。老年期的人际关系有以下的特点。

- 因退休和引退带来职业和社会方面的人际关系圈缩小。
- 较多经历同龄人的死亡,年龄越大,朋友圈越小。
- 如果健康状况良好,与邻居、有相同爱好的人及年轻人的交流比较频繁。
- 身心能力降低,难以维持和亲人、朋友之间的交际,越来越多地需要专业人员的介护和生活上的帮助。
- 从以往照顾别人及为别人提供帮助的立场,变成更多地处于接受照顾和帮助等依赖他人的立场。

是否依赖他人,应以尊重本人的意愿为前提。

从以上可以看出,老年期的人际关系对幸福感有着很大影响。比如与身边的家属的关系,对自身的健康情况的自我评价等。特别是人际关系,质比量更重要。日常生活的场景中感受到的温暖、愉悦以及熟悉的舒适感等快乐的感情很重要。

另一方面,带来烦恼的人际关系会损害人的幸福感和健康。帮助的内容没有效果,或者本人并不希望的过度的帮助,不仅会妨碍自理,对接受帮助的人来说也是负担。有时保持一种若即若离的关系,反倒不会成为双方的包袱。通过这种相互理解,介护人员可以发掘老年人的潜在能力,摸索出对应方法,同时可以从老年人这里发现自身的生存方式和工作的意义。从人生的前辈那里继承有形和无形的遗产,对介护人员来说也是一种人生收获。

对于老年人,要怀着一种敬爱的心去对待,把他们看作与自己有不同人生经验的人,自己人生的前辈。切忌仅凭得到的支离破碎的信息就自认为了解对方了,不要先入为主,要不断地去努力了解老年人。

另外,老年人都有各自不同的漫长的人生历史。没有哪个人的自传从头到尾和其他人是完全一样的。每个人都走过了各自的人生道路。因此,只有根据本人的人格制订个别介护计划并提供相应的服务,才能达到相互满意的结果,实现介护目标。

介护就是通过接受者和提供者之间的温暖的感情交流达到相互理解,这对双方的人生发展都有益处。

二、伴随老化产生的精神和身体的变化与介护

老化现象虽有个体差异,却是所有人都会出现的精神和身体变化。从事老年人介护的人开展工作的时候,关键是要在理解老化给介护对象带来的精神和身体变化的前提下,搞清这种变化会对其人(介护对象)的生活有着怎样影响,造成怎样的困难。

(一) 应从哪些角度了解老年人

1. 将老年人作为个体来了解

老年人的特点是个体差异大。了解其人的生活环境、习惯、生活经历及经验可以促进对本人的理解。

2. 社会影响非常大

老年期往往会经历丧偶或亲友死亡等丧失体验。社会关系及角色的变化等对心理及行为的影响也很大。需要对本人身边发生的变化及事件等进行个别的了解。

3. 注意由于人生经验的差异带来的个体差异

人的各种心理和行为受到先天因素和后天因素两方面的影响。先天因素差异相对较小。但后天因素,由于漫长人生积累的经验对于人的影响很大,因此个体差异较大。介护中需注意到人际关系、职业、生活习惯等生活经验带来的个体差异对心理和行为的影响。

（二）老化带来的身心功能的变化及对日常生活的影响

应充分理解老年人由于老化带来的身心功能的降低，在日常生活中会感到不方便或不自由等，并在此基础上帮助老年人在日常生活中实现自理。

1. 增龄与恒常性维持功能

老年人倾向于将机体形态或生理功能经常保持于正常状态的恒常性维持功能，即适应力、防卫力、预备力、恢复力等四种功能已下降。因而，如果发生急剧的身心功能的变化，需要花很长时间恢复。这种变化及疾病的早期发现十分重要。

2. 呼吸功能的变化

呼吸器官（肺、气管、支气管等）是起到将氧气吸进体内，将不要的二氧化碳排出（气体交换）作用的器官的总称。由于老化，呼吸器官失去弹性，肺活量及换气量减少，呼吸效率会降低。食物误进入气管即误咽等容易引起肺炎。需要注意是否有呼吸困难、咳嗽等呼吸状态及误咽的症状。

3. 循环器官功能的变化

随着增龄，心脏会出现心肌细胞减少及心肌纤维化、组织硬化等，引起收缩功能下降。血管失去弹性，动脉硬化导致血管壁阻力增大，引发高血压、心律不齐。这些变化使人在做轻微运动或上下台阶等时也会出现呼吸急促或心悸等症状。

4. 消化吸收功能的变化

消化吸收功能的作用是从食物中汲取必要的营养，使之成为制造血液、细胞、肌肉、骨骼等的原料，转化为生命活动的能量。由于舌肌、咀嚼肌、面肌的收缩力下降造成咀嚼功能下降，吞咽功能下降，还容易引起误咽。另外，胃及肠黏膜萎缩，消化液分泌减少等消化吸收功能的下降,消化道的蠕动运动下降等容易导致便秘,甚至有肠梗阻的危险。应注意观察食物的摄入量,同时还要注意观察排泄的情况。

5. 泌尿器官功能的变化

1) 肾脏的变化

肾脏有将代谢产物过滤后排出体外的作用及保持体内一定量的水分和电解质的作用。肾功能下降会导致尿量减少,代谢产物排出减少,必须增加尿量以便排出废物。随着增龄,含水量高的肌肉量也减少,不容易感到口渴,应注意补充水分防止出现脱水。

2) 膀胱的变化

膀胱萎缩,膀胱容量减少,容易出现尿失禁。膀胱的弹性降低,容易出现残尿和尿频的现象,因此往往会控制饮水量。同时,也不容易感到口渴。这里也要注意尿量的减少(量和次数),同时注意补充水分。特别是女性由于骨盆底肌肉和膀胱括约肌的功能下降更容易出现尿失禁。

6. 内分泌功能的变化

内分泌对内外环境变化做出敏感反应以保持稳定性,在维持生命及调节生命活动上起着重要的作用。特别是维持生命的肾上腺皮质激素和甲状腺激素等的分泌能力一般不会随着增龄出现很大变化。

7. 感觉功能的变化

1) 视觉功能的变化

视力有个人差异,但随着增龄逐渐降低。视觉在人类活动中起着重要的作用。物体的大小、动态、颜色等外部信息的主要依靠视觉获得。视力、视野、色觉、光感适应等会发生变化。另外,老年人不只因视力问题,也可能由于其他疾病造成"看不清"。"看不清"使其行动受到限制。老龄社会需要根据老年人的特性完善生活环境,比如将文字扩大,减少易绊倒的不平地面等。

2）听觉功能的变化

老化还会造成听觉功能的下降,虽有个体差异,却是人人都会出现的现象。听觉在与他人进行语言交流、欣赏歌曲及音乐、意识到危险等方面起着重要作用。

由于增龄造成的听力下降称为感音性听力障碍,不仅感觉声音小,而且声音传输受阻,听不清楚。其特点是逐渐听不清别人说话。因为经常将他人的意思理解错误,会逐渐造成交流困难,变得不能与人沟通。需要用老年人用惯的语言,尽量贴近耳朵,用低沉的声音清晰地慢慢地对老年人讲话。

3）皮肤感觉的变化

皮肤感觉包括触感、痛觉、温度觉、压觉等,在全身的皮肤上分布着这些皮肤感觉的感受器。这些皮肤感觉是人为了躲避对自己身体的危害,避免受伤或遭到灭亡的一种防卫功能。

皮肤感觉的下降指对于外部的刺激变得反应迟钝。日常生活中要注意防止老年人摔倒受伤、烧烫伤、压疮等的发生。

4）其他感觉功能的变化

不要忘记还可能出现平衡感觉、味觉、嗅觉的下降。

8. 运动功能的变化

1）肌肉的变化

随着增龄,肌肉纤维萎缩加剧,无法使出与肌肉量成正比的力量。需要通过适度的身体运动,维持和提高肌肉的功能。

2）骨骼的变化

人老之后,比起制造骨骼的细胞,破坏骨骼的细胞的活动更加活跃,海绵骨中空洞增加,骨骼变脆弱。这种状态称为骨质疏松症,也是引起骨折的原因。骨折是降低老年人 QOL(生活质量)的重要因素,需要特别注意预防骨折。

另外，随着增龄，脊椎骨发生的变化还有包括容易有腰痛、下肢痛、麻痹等症状。因此保持行走时的身体平衡，避免给脊椎造成急剧的负担等也很重要。

3）关节的变化

随着增龄，会出现关节软骨的变形。变形的软骨由于关节运动而磨损，引发关节痛，同时也使关节的运动受到限制。在移乘和移动时容易失去平衡，因而也需要加以注意。

9. 生殖功能的变化

成熟期以后生殖功能逐渐减退，男性由于前列腺肥大引发排尿障碍（残尿、尿频），女性则因骨盆底肌肉群变弱容易出现排尿障碍。有些女性闭经后骨质疏松症会加剧。

虽然老年人的生殖功能减退，但是和年轻人一样也会对异性产生感情，需要认识到性是人际关系的基本要素之一，需把它看作一种理所当然的人与人的关系。

10. 精神的变化

1）智力变化

随着增龄，许多人都会感觉到记忆力减退。但是，人的智力并非只有记忆力，还包括了理解能力、判断能力、推理能力、信息处理能力、计算能力等多种要素。如本章的"一、生理和心理构造的基础知识"中所述，晶体智力是通过经验的积累而培养起来的能力。这意味着，虽然学习能力会有所下降，但是语言能力、推理能力还可以保持；即使记住新东西的记忆力虽然下降了，只要肯花时间，学习能力还可以保持。应结合这种特点开展介护工作。

2）感情的变化

由于老年人不再像年轻时那样喜怒哀乐都表现在脸上，所以容易引起误解。由于适应能力的下降，往往无法灵活对应环境的变化，并且会因为身体状态的变化或别人的言行等些许小事就造成情绪的不稳定。

3）人格的变化

作为一个人的个性整体特征，人格的变化比起增龄因素，更易受到本人的健康状态和环境的影响。比如，随着增龄顽固的脾气见长，可以认为是对环境适应能力的下降及周围人对老年人的不理解等外界环境因素导致与生俱来的人格特征的加剧。

（三）老化带来的社会影响及心理影响

1. 老年人的自我评价与社会环境的关系

社会上对老化的负面信息，会加大老年人对自身的消极看法。应为老年人提供积极参与各种活动的机会，激发老年人参与的动力。

2. 与家属的关系

日本国内开展的一项调查表明，老年人的"心灵支柱"包括配偶、子女、儿孙、兄弟、姐妹、好友和熟人等。老年人随着增龄越来越需要家属的心灵支撑，但"小家庭"等家庭形式的多样变化，对老年人来说与家属的关系比以前具有更为重要的意义。因此，深入了解老年人与家庭成员的关系，并在此基础上与老年人建立良好的关系尤为重要。

3. 丧失体验

老年期的社会关系变化的特征之一就是有丧失体验的经历。

特别是与配偶的关系处于非常重要的位置时，配偶的死亡将给丧偶老人带来巨大的影响。适应这种变化，通常需要经过"丧失—悲观—恢复"的过程。每个人的丧失体验有不同的意义，需要深刻理解本人的真实情感，找出符合本人实际情况的介护方向。

（四）实现老年人所希望的介护方式的"介护理念"的变化

近年来,越来越多的人经过专业学习后加入到介护行业。介护的理念也发生了变化。如表5-1所述。

1）从以往的"全介助为介护的基本"理念改变为"减轻需要介护的程度及防止恶化"。

2）把着眼点从"做不到的事"转向"能做的事"。

3）从"给予介护"转向为"关注、支援为主的介护"。

在实际介护工作中,结合1）～3）的变化并逐步付诸实践,努力防止失用综合征,尊重老年人自身的想法和意见,逐渐转换为帮助老年人构建充满希望、自豪、喜悦的晚年生活的介护方式。

表5-1　介护技术理念的变化

以往的介护技术理念	现在的介护技术理念
全介助为介护技术的基本	减轻需要介护的程度和防止恶化
↓	↓
代做"做不到的事"的介护	重视"能做的事"的支援介护
↓	↓
给予介护,出手介护 （过于重视安全容易变成过度介护）	关注、支援为主的介护 （发挥现存功能和能力的介护）
↓	↓
可能导致发生失用综合征 （导致需要介护状态的加剧）	（个别介护） 有自豪和有尊严的生活 （尊重每个人的人格）

参考文献

[1]　小池将文、森繁树等监修.新上岗介护人员培训教材3精神和身体结构与生活支援技术[J].日本医疗企划,2014.

[2]　小池将文、森繁树等监修.新上岗介护人员培训教材2沟通技巧及对老

化、痴呆症、残障的理解[J].日本医疗企划,2014.

［3］　黑泽贞夫、石桥真二等编著.介护等实际操作人员培训教材第 3 版 第 4
卷 精神和身体结构[J].中央法规,2014.

［4］　前田崇博监修、野中 Masumi 编著.简单易懂的介护知识③ 精神和身体
结构[M].东京:久美株式会社,2009.

［5］　北川公子等.系统护理讲座 专业领域Ⅱ 老年护理学[M].东京:医学
书院,2011.

三、康复的理念

(一) 康复和介护的关系

需要介护的人是身心有障碍的人。这些人要求的是尊重个人的生活功能、承认生活功能的多样性，并结合每个人的生活功能提供相应的支援。在介护工作中也需要融入康复的观点，使他们即使存在残障的问题，仍然能够发挥现存的功能，度过符合"本人性格"的生活。

1. 从国际残疾分类（ICIDH）到国际功能分类（ICF）

以往，康复一直都是和残疾福利领域有着密切关系的专业领域。2001 年，WHO 重新总结了 ICIDH（国际残疾分类）的概念，并以修订版的形式，通过了 ICF（国际生活功能分类）。ICF 的理念，是将残障视为主要因人与社会的关系而产生的生活问题，并促进残障人士参与社会活动，实现社会和谐的社会模式。目前，这种 ICF 理念已经远远超越了康复的范畴，并成为介护领域的关键概念（图 5 - 1）。

2. 康复的分类

● 医学康复——以强化个人的身体功能、心理能力或恢复能力为目的的医学过程。

● 教育康复——针对有身心障碍的儿童，提高其能力，开发其潜在的能力，帮助其实现自我的过程。

● 社会康复——为了让残障人士正确理解自身的残疾，主动

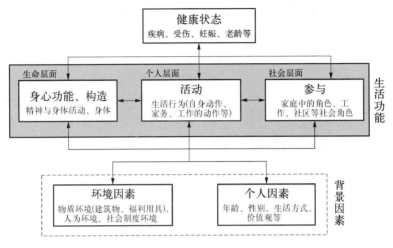

图 5-1 国际功能分类(ICF)

利用社会资源,实现自主生活而提高其自身社会生活能力的过程。

● 职业康复——职业指导、训练、取得适当的就业机会等,帮助残障人士找到希望的工作,或者为其能恢复到以前的职业的有计划的职业康复服务。

狭义上的康复通常指恢复身心功能的训练。具体来说,就是以残障人士或者病愈后的患者为对象,运用物理治疗、作业治疗、语言治疗、心理治疗等技术,防止残障的加重及并发症的产生,帮助患者最大限度地利用现存功能,实现自己所期望的生活。这种行为称为医学康复,参与其中的包括医生、护士、物理治疗师、言语治疗师等。但是,康复的基本理念在于最大限度地扩展病患或残障人士具有的可能性,从多方面帮助他们实现不仅在身体、心理上自立,在社会上也能自立(自律)的人生目标。

介护的基本理念,也不应该是"为接受介护的人做他做不到的事",而是帮助其"做自己能做的事"。因此,介护的作用就是发现老年人或存在障碍的人所具有的潜在能力,并尽可能地引导发挥这些能力,这与康复的观点是一致的。

　　开展这种支援工作,首先帮助介护对象本人培养"积极乐观的人生"态度十分重要。同时,应鼓励介护对象虽然有时会需要运用各种工具(轮椅、拐杖等),或者需要接受最低限度的帮助,但是要树立"凡是自己能做的事自己做"的意识,并为之努力,才能真正提高 QOL(quality of life:生活质量)。为此,介护人员也需要具备相应的康复的知识和观点,让老年人和残障人士尽可能利用自身的现存功能。

(二) 介护与康复

1.“生活中的康复(生活康复)”的理念

　　对于老年人及残障人士来说,为他们在生活期(维持期)每天的日常生活中需要反复进行的事提供帮助就是最好的康复的机会,也是维持及提高现存功能和生活能力的有效手段。这种做法称为生活康复。向老年人提供介护时,重要的是和介护对象及家属共同思考,把日常生活的所有动作都看作是康复的机会,怎样活动身体,活动脑筋,维持"与以往相同的生活"。从这种意义上来说,我们必须认识到,在老年介护中进行的个人或集体康复,不过是为老年人的健康打基础的过程罢了。

　　介护与用于"治病"的医疗不同,是在承认不能治愈、不能改善的基础上为回归社会(回归社会和生活)而努力。也就是说,介护的目标不是直接治好病或改善病情,而是对人整体的支援,帮助介护对象本人提高"生活质量(QOL)",并最终维持和提高身体的功能(图 5 - 2)。

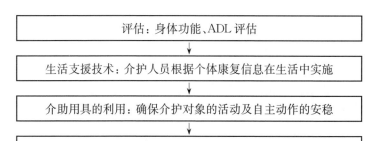

图 5-2　"生活康复"理念

2. 防止摔倒及康复

一般来说,老年人和残障人士摔倒的风险较大,因一些小事就摔倒,一旦摔倒很容易骨折,骨折后容易导致卧床不起,身体功能更进一步下降,并且不仅有可能诱发肺炎等,也可能成为加重痴呆症病情的原因。因此,为了防止摔倒这种可能彻底改变老年人生活方式的事态发生,思考并实施具体预防措施极其重要。

但是,因害怕老年人摔倒而要求其"坐着就行"反而更危险。如果老年人突然想站起来,或跟跄着要行走时,搞清他要干什么(想干什么),重要的是要知道他的需求。任何行为必有其理由,搞清了理由才能进行针对性地介护。

老年人和残障人士每个人的移动能力有很大不同,造成摔倒的风险因素也因人而异。老年人即使短时间卧床后,再开始活动时也可能摔倒,且由此可产生恐惧心理,从而导致卧床不起。要防止摔倒,首先要做的是改善生活环境,核实每一位介护对象的生活空间是否适合老年人生活,是否符合其生活方式、身体功能,这一点非常重要。观察一下对于介护对象的 ADL 和行动能力来说是否空间过大,是否有走路时能扶着的家具或扶手等,以及地板的状态、床的高低等,尽量想办法将摔倒的风险降到最低。

老年人摔倒的原因多数都是平时稍加注意就可以预防的,比如,被拉门的滑道或地毯绊倒,在洗手间或洗澡间因地砖未干滑倒,或者因鞋子不合脚摔倒等,因而必须绝对注意安全。以下是一些具体的防范措施。

- 将家具及其他物品整理好。
- 提醒注意地面的不平处及地毯等。
- 洗澡间地砖的水和肥皂泡沫要擦干净。
- 穿不容易摔倒的鞋子。尤其注意不要穿拖鞋。

3. 预防卧床不起与康复

虽然老化存在很大的个体差异,但是身体功能降低这一点是自然的变化过程,谁也避免不了。因此,如果不加以特别的注意,介护不周的话,很容易因小病或轻度身体障碍造成老年人长期卧床不起。也就是说,通过介护人员动脑筋想办法,长期卧床不起的状态是完全可以预防的。

1) 老年人因骨折或其他疾病而变得活动困难后,躺在床上的时间多了,很容易就此发展到卧床不起;或者因感冒、腰痛等小病削弱了积极性和体力,其结果也能导致卧床不起;由于介护人员知识和技术的不足,不知道怎样使老人起来活动,也会间接地导致卧床不起的发生。若想防止老人卧床不起,掌握介护知识和技术很重要。

同时,由于介护对象的积极性降低等情绪低落的原因也可能导致卧床不起,因此介护人员还需要掌握老年人特有的疾病和心理状态方面的知识。

2) 老年人一旦卧床,因为不再使用某些身体部位而导致关节僵硬、肌肉萎缩(失用综合征),很容易陷入卧床不起的状态。卧床不起会造成食欲下降,也容易发生便秘。同时会引起失禁或压疮等全身各种功能的降低。这些在精神方面会导致积极性不断下降,加重痴呆症,造成恶性循环。长期卧床不起会造成足部僵硬,形成足关节萎缩、足尖向内弯，即使有些恢复也不能再自己站起来。为避免这种情况，需要从介护预防及防止恶化的角度开展生活康复的活动。

为此，必须仔细观察介护对象本人的身心状态，创造更多和其他人交流的机会，比如做一些简单的游戏和手工等，避免封闭自己，鼓励与外界的交往，为老年人提供更多的生活乐趣。同时，也需要鼓励老人平时多活动身体或参加体育运动等，防止与外界隔离。

4. 康复与实现自立支援的介护

当然自立并不仅意味着"不接受他人的帮助"。重要的是即使年老或有严重的残障，也具有争取实现以自己为主体来生活的积极性价值观，不仅身体上自理，精神上更要自立（自律）。因此，介护所说的自立支援，是帮助老年人树立对自身的生活的自信和自豪感，使之充满生活的愿望和希望。

关于自立（自律）支援的介护，可以考虑以下几点。

首先，环境条件重要，改善成让介护对象及残障人士的行动方便、并尽量可以自力行动的环境。为此，应针对残疾的轻重程度准备相应的工具、改善环境，让日常生活的活动（ADL）更容易实现。比如，因骨折或脑血管疾病等留下瘫痪等身体方面的后遗症的人，很多可以通过使用适合老年人用的较低的床、带扶手的坐便器、轮椅等自己上厕所。用餐也是一样，通过使用针对残疾程度设计的各种餐具和勺子等，可以不用烦劳他人自己享受用餐。

不过，要想提高老年人的自己动手的积极性，光是鼓励还不够。老年人和残障人士做任何事都要花更多的时间，也容易失败。需要介护人员有耐心，尊重他们的自尊心，帮助他们享受符合"本人性格"的生活。为此，需要发挥所学的康复知识和技能提供恰当的介护。

四、临终期介护的理念

（一）老年人的临终期与临终介护的基本知识

从事老年人介护工作不可避免地要面对介护对象的死亡的问题。正像人有"出生"的时刻，也必有"死亡"的时刻。老年人介护工作中面对的临终，其特点是日常生活的延长线上的自然死亡，所以接受的心情和想法要与小孩或年轻人的死亡的情况区别开来。

老年人经历了漫长的人生，最后迎来临终时刻，这种临终介护，不能仅将死亡看作负面的事情来对待，要对他们经历的人生充满敬意，让老人感觉到度过了美好的人生安详地离去。若想做好临终介护工作，从事介护的人员需要就老年人死亡的问题进行学习，同时还要了解面临死亡的老年人及其家属的心理，以及为此提供帮助的方法。

1. 老年人介护中的临终期及临终介护的意义

老年人死亡的原因多数是因为衰老。虽然说衰老本身不是疾病，但医疗和护理所起的作用仍然很重要。同时，在介护对象身体逐渐衰弱的状态下，提供清洁和舒适的生活的介护人员的作用也同样重要。医疗及护理人员、介护人员是老年人临终期生活的两大支柱，应为介护对象安详走完人生最后的时光提供更好的帮助。这也是老年人临终介护的根本所在。

为此，对于老年人的临终介护应该是为了让即将逝去的人保持自己的尊严，以平和的心态去迎接死亡，在尊重本人的选择和决定的同时，帮助减轻其身心的痛苦，以度过弥留的日子，不留遗憾地与家属和社会告别。

2. WHO 的临终期和临终介护（terminal care）理念

WHO 在 2002 年对临终介护做出如下定义："临终介护是，对于面对威胁生命的疾病的患者及其家属，从早期开始对患者的疼痛、身体问题，心理和社会问题，灵魂上的问题仔细做出判定，通过预防和解决这些问题，而改善患者的生活质量的过程。"

临终介护中的介护，应该对于即将迎接死亡的人，在其最后现存的时间里给予身心上的支撑，使其安详地走完人生最后的旅程。在这里，要有明确的生死观，认识到死亡的确是一种哀痛，但同时也是一种朝向新世界的启程。因此，在从事老年人介护的过程中，不仅需要意识到死亡是我们身边常见的现象，同时也要懂得珍惜"活着的每时每刻"。

3. 老年人死亡的过程

1）自然衰老死亡

对于老年人的临终介护，要将"衰老"和"病情恶化"区分开来对待。对病情恶化的处置原则上是医疗的问题，涉及的专业人员主要是医生和护士。这种情况下基本上没有介护人员的工作。但是，人既然是自然界的生物，就不可避免地会衰老，身体是有寿命的，这是自然规律。因此，在这种场合下就不只需要医务人员出来处置，在患者日渐衰弱的过程中提供生活支援的介护人员也很重要。为此，介护人员也需要具备关于死亡过程的基础知识。

通常人体可以稳定地保持内脏的活动等，但如果出现全身功能的衰竭，心脏供血功能减弱，末梢的血液循环也会减弱，接下来意识不清，呼吸也变弱。需要注意的是，由于衰老造成全身功能衰竭，无法通过口腔进餐的人，一般最后都不会再感到饿或口渴。因此，这种时候如果勉强灌进营养和过多的水分，会加重已经失去处理能力的内脏器官的负担,引起水肿等,给患者带来痛苦。

2）死亡将近的征兆和介护

一般来说,死亡前的 1 周开始会没有食欲,吞咽食物和水有困难。如果勉强进餐会呕吐,身体不能再接受食物,出现脱水症状。不仅肾功能衰退,尿量减少,说话也减少,眼睛逐渐看不见,慢慢衰弱下去。再接下来就会出现意识障碍,整日昏睡。死亡之前的 48小时,整日没反应,脉搏微弱,血压下降,体温下降,可见发绀症状,出冷汗,出现死前喘鸣,一直到出现下颌呼吸和提肩呼吸。

3）死亡将近的人的进餐和水分补充

能够从口腔进餐的介护对象,介护人员要和医生、护士及营养师商量,想办法提供高热量食物,例如做成稠状,或者准备本人想吃的东西等。然而,勉强补充营养又可能给介护对象本人带来身心负担,水分的补充也一样。如果医生判断需要输液,可以根据医生的判断给予必要的量,但是如果过度也会给本人带来痛苦。

此外,为了防止口腔干燥和细菌的繁殖,即使少量也要给介护对象一点儿水,或者帮助润湿唇部,一直到最后都要注意进行口腔清洁。

4）危重时的观察要点

临近死亡时,不仅生命体征发生变化,有些人身体上的痛苦也会增加。新陈代谢下降,体温下降,血液循环下降直至脉搏微弱,出现心律失常,血压下降,末梢变凉。还因为呼吸频率紊乱,气体交换功能低下导致呼吸困难,出现发绀症状,脑的功能下降,意识不清。

5）如何缓解痛苦

● 将介护对象想做的事,以及想让别人做的事按优先顺序列出来,从最重要的事情集中做起。

● 准备轮椅,设置扶手等,想办法让介护对象移动身体时不要勉强(便携式坐便器、轮椅、设置扶手、电动床)。

● 为将同样体位带来的压迫降到最小限度,要经常变换体位,换体位时尽量不要颤动其身体。

● 尽量注意体位和枕头的位置,以保持呼吸顺畅。

● 清痰,注意姿势,让呼吸道保持畅通。

● 介护对象感觉疲劳时,帮助按摩其手脚。

● 嘴唇和舌头干燥时润湿口腔。

● 穿上清洁且干爽的睡衣。

● 若下肢发冷,要注意保暖。

● 感觉呼吸困难的人,身体朝上躺卧。

● 虽然要随时变换体位,但是如有压疮,翻身角度要控制在30°以内。

● 采用取半坐或卧位,避免腹肌和小腿肌肉过于紧张。

● 取坐位时,用缩唇呼吸等减少肌肉紧张。

● 所有的动作都缓慢进行。

● 为安详地迎接死亡创造安静、舒适、放心的环境。

● 注意不要随便说话或发出不该有的响声。

● 注意室内的光亮、温度、湿度、换气。

6)死后身体的变化

死亡后心跳停止、呼吸停止、瞳孔反射消失。死后由于体温下降、皮肤和肌肉的变化,身体状态会发生急速的变化。死后 12 小时左右出现尸斑,身体僵硬,不要放置过长时间,尽早清洁并进行死后处理。

7)死后的处理

死后的处理,要尊重死者的尊严细心地进行,让遗属在庄严肃穆的氛围中以满意的形式与死者做最后的告别。

具体包括以下内容。

- 身体的清洁——用热水擦拭身体。
- 为尽量让外表的变化不显眼，遮盖伤口或压疮。另外，关于面部处理，把假牙安好，刮胡子或化妆，根据情况在面颊内填入填充物等使本人呈现生前的容颜表情。
- 尽可能在生前询问本人最后想穿的衣服。向着新的旅途出发时，按照本人生前的爱好整好装束前行。

4. 尊重介护对象本人的意愿

1）选择死亡方式

人生最后的舞台的主角是将要死亡的本人。从介护人员到保健医疗和福利等相关工作人员，应尽量在生前直接向本人询问想怎样迎接死亡，然后按照本人意愿采取措施帮助本人度过最后的时光，进行临终介护。

2）珍惜介护对象的最后的时光

为减轻介护对象度过最后时光时的身体上、精神上、社会上、心灵上的痛苦，介护人员要做好充足的心理准备。这是因为介护对象到最后的时候，周围的介护人员和护士会因为觉得"是不是还有什么可做的"，感到不安和烦恼，而容易给予过度的医疗干预等。最后的时光如果本人有自己的意愿，也应该尊重本人的意愿，承认"死亡是自然规律"，保持平和的心态提供必要的介护。

（二）如何理解和对待迎接死亡的心情

1. 理解将死之人的精神痛苦

对于任何人来说，死亡都是朝着未知世界的孤独的旅行。任何人在面对死亡时都会涌上一种不安、恐惧、痛苦和寂寞的感觉。伊丽莎白·库布勒·罗斯在《死亡与濒死》(1971)一书中将人面对死亡的心理过程分五个阶段进行说明，即"否认"、"愤怒"、"讨价还价"、"抑郁"、"接受"。但是,由于老年人在迎接死亡之前已经有过肉体的衰竭和疾病的痛苦,与家属和朋友的死别等多种丧失体验,因此并非所有人都经历伊丽莎白·库布勒·罗斯归纳的整个心理过程。即使如此,面对死亡这样的现实,任何人心中都难免会有千思万绪,作为从事临终介护的介护人员需要充分理解这一点。

2. 介护人员提供的临终介护

1) 即使到临终也要帮助介护对象做自己人生的主人

即使体力下降,活力不足,躺在床上的时间增多,介护人员也要尊重介护对象自己的决定,帮助他们过自己想要的生活。同时,为了让介护对象维持自我,保持尊严,介护人员应注意保持介护对象的仪容仪表的干净整洁。对于需要的营养和水分,应和医生、护士进行协商,并在介护对象可摄入量的范围内,帮助摄入本人想要的饮食。

既然对于老年人来说死亡是不可避免的现实,那么介护人员也不应用消极的态度对待死亡,不如创造机会和本人一起考虑"对这个人来说最适合的临终期是什么"这个问题。

2) 生活质量(QOL)观点——美好的临终时光创造美好的人生回忆

每个老年人都在养育子女或从事社会工作,以及在和家属的关系中扮演自己的角色,为自己的一生奋斗至今。对于作为人生前辈的老年人,介护人员需要怀有敬意,以尊敬的态度一起迎接他们人生的最后时光。同时,要记住他们现存的时间一天比一天少,以坦诚的心态进行介护。帮助他们利用自己最后现存的功能表达自己。这可以是一个微笑,一次握手,一段温暖的话语,一些与他人接触的喜悦。也许介护人员就是介护对象最后见到的人,要珍惜这现存的最后时光,好好度过,让这段时光成为双方美好的回忆。

3）即使到最后也要珍惜与社会和家属的联系

从大的方面来看，人从出生到死亡，意味着生命的循环，这与社会和家庭的发展变迁是同样的。正像特雷莎修女所说的，"这个世界上最大的痛苦就是孤单一人，没有人需要你，也没有人爱你，这是最痛苦的。"将死之人最感到痛苦的，应该是不再感觉到生命的循环，心中充满孤独感吧。介护人员应提供帮助，让介护对象与他人交流，让介护对象的最后时光也在家属、亲戚、朋友以及医疗和介护人员的陪伴下度过。

4）临终介护应注意的问题

度过最后时光的生活空间，应该是能让介护对象平静放心的地方。同时，本人和家属也都希望介护对象的最后时光不论长短尽量能一起度过。除了注意房间的温度和湿度等，还要注意适当的照明，冷暖气的风力和阳光的照射强度等，尽量使这个空间温馨舒适。另外，排泄对任何人来说都是最重要的隐私。当然直到最后也需要保持清洁，同时也要注意即使到临终，在照顾排泄时也要顾及介护对象的羞耻感等情绪。

3. 对遗属的精神抚慰

对遗属的精神抚慰，指的是对于失去挚爱亲人后所表现出的深切的伤痛的抚慰。一般来说，因为老人都活了很长时间，家属对其死亡也相对容易接受。即使如此，如果想让家属对老人的临终不留下遗憾，最后在一旁守候的介护人员如能告诉家属老人的人生如何美好，如何安详地度过了最后的时刻等，也会给家属的痛苦心灵带来一些抚慰。同时，身边的老人死亡不仅是痛苦的事，更会让人深感寂寞。最后和老人的家属共同感受悲伤和寂寞也应看作是临终介护的一部分。

另外，如果事前没有老人要死亡的信息，突然接到死亡通知的话，家属的悲痛反应一般会很强烈。这种不理解和吃惊有时会转为愤怒,甚至对医疗和介护人员"有没有照顾好"抱有疑问。这种时候,不仅要详细说明事情经过,有些情况下还要由医生等从专家的角度进行解释。正因为有这样的情况,如果确实觉得老人将要去世,就不要含含糊糊,应该明确地告知家属,让家属有充分的思想准备,在最后的时刻一起参加介护,这样家属也会少些遗憾(图5-3)。

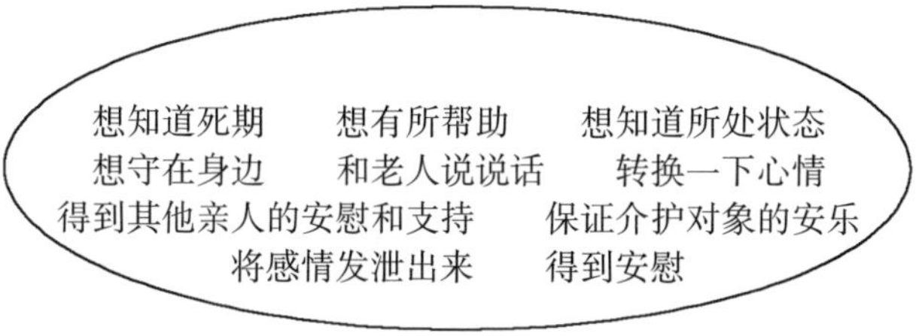

想知道死期　　想有所帮助　　想知道所处状态
想守在身边　　和老人说说话　　转换一下心情
得到其他亲人的安慰和支持　　保证介护对象的安乐
将感情发泄出来　　得到安慰

图5-3　临终期家属的需求

4. 临死之际减轻痛苦的措施——介护人员能做的

临终期介护对象本人的痛苦有身体上的、精神上的、社会上的,还有心灵的痛苦,这些都是相互关联的。因此,介护人员要仔细观察,及时报告,与医生和护士等配合,必要时给予最低限度的医疗处置。但是,对于将死之人来说,不仅有身体的痛苦,而且精神上的痛苦也是很大问题,这不是医疗能解决的,这正是需要介护人员和护士发挥作用的时候。

在临终期,介护人员不仅要用温暖的话语和老人交流,还要调动视觉、听觉、触觉、嗅觉、味觉等五感细致观察介护对象的情况,思考他们到底需要什么,然后积极地去对应。另外,保证介护对象的睡眠,以及让他们与他人进行温暖的接触,并创造使他们感到温馨放松的空间,尽最大可能让介护对象安详地度过人生最后的时光。

第六章

对痴呆症介护的理解

一、痴呆症是由于脑部疾病导致的认知功能障碍

只要进入到老年，每个人都难免会出现"健忘"的症状，这与源于脑部疾病的痴呆症所造成的"记忆障碍"是截然不同的。下面这个例子时常被拿来做比较：上了年纪谁都会有想不起来早饭都吃了些什么的时候，可是痴呆症患者会连已经吃过早饭这件事本身也忘了。痴呆症介护工作人员必须理解，衰老引起的"健忘"与痴呆症的"记忆障碍"的区别，并非仅仅是程度上的差异，而是产生原因和意义的迥异。

例如，在机构介护中能够看到这样一种情景，哪怕是嘴角挂着米粒儿，痴呆症患者也坚称自己"还没吃饭"。如果追问坚称自己还没吃的人"那你面前这个空碗是谁用的呀"？他可能会说"别人放在这儿的"。就是说，痴呆症患者不是想不起来，而是原本就没有记忆过。因此，接触这些老年痴呆症患者的时候，并非反复说明就能让他们明白，提高声音或者呵斥也都不可能有所帮助。

大多数情况下，罹患痴呆症的人并不能准确理解自己身体遭遇的状况，由此感到内心不安或困惑，陷入不知所措的状态。因此介护人员采取指责或批评他的忘性，甚至呵斥态度，反而会使痴呆症患者更加紧张，结果适得其反。进行痴呆症介护的过程中最关键是要能够体会当事人内心不安的情绪，尽可能细致体贴地对应。

二、痴呆症的成因疾病与典型症状的理解

　　其实"痴呆症"指的是复数不同脑部疾病①的症状，"痴呆症"一词并非疾病的名称。从这个意义上来说，从事介护工作的人需要掌握有关痴呆症的成因疾病的基础知识②。这是因为即使同是老年痴呆症患者，导致其痴呆的成因疾病种类不同，显示出来的症状特点就有所不同，症状变化过程也有着很大的不同。

　　但是，从事痴呆症介护工作，只了解疾病的知识还是不够的。因为痴呆症介护中最艰难的部分，是行为和精神症状（behavioral and psychological symptoms of dementia，BPSD）的对应，该症状的起因并非仅仅是其成因的疾病，也与本人的性格和生活经历有密切的关系，所以了解介护对象本人的情况也非常重要（图6-1）。

　　从痴呆症起因于脑部疾病这一角度来说，医疗与介护的合作至关重要，因此开展介护工作当然最好是在专科医生进行合理诊断与处方的前提下进行。如果是没有看过专科医生痴呆症老人，不要从介护角度随意做出推测和判断，需要尽可能努力联系家属请看专科医生。

　　下面就引发痴呆症的代表性疾病及其症状的特征等进行简单

---

　　①　据称为70多种疾病的集合体。《大脑所见痴呆症》（伊古田俊夫著；讲谈社Bluebacks）。

　　②　此处参考的文献除上述以外，还包括以下内容：《大脑研究最前线（下）》（理化学研究所 脑科学综合研究中心；讲谈社 Bluebacks2007.10）、《痴呆的（本来面目）》（饭岛裕一、佐古泰司著；PHP Science World新书、2011.6）、《人为痴呆症》（浜六郎著；幻冬舍新书、2010.7）、《早安21》（中央法规出版、2013年10月特集号）。

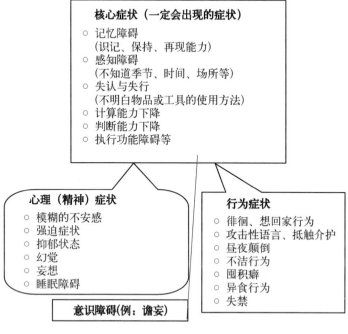

核心症状（一定会出现的症状）
○ 记忆障碍
　（识记、保持、再现能力）
○ 感知障碍
　（不知道季节、时间、场所等）
○ 失认与失行
　（不明白物品或工具的使用方法）
○ 计算能力下降
○ 判断能力下降
○ 执行功能障碍等

心理（精神）症状
○ 模糊的不安感
○ 强迫症状
○ 抑郁状态
○ 幻觉
○ 妄想
○ 睡眠障碍

行为症状
○ 徘徊、想回家行为
○ 攻击性语言、抵触介护
○ 昼夜颠倒
○ 不洁行为
○ 囤积癖
○ 异食行为
○ 失禁

意识障碍(例：谵妄)

图 6-1　痴呆症的核心症状、行为和精神症状（BPSD）

的说明。

1. 阿尔茨海默型痴呆症

引发痴呆症的疾病中，最常见的就是阿尔茨海默病。虽然也有部分案例源于遗传性，但是该病最大的风险因素是增龄，即伴随年龄的增加产生。阿尔茨海默病先是在脑内出现老年斑（积累 β-淀粉样蛋白），接着出现神经纤维缠结（Tau 蛋白积累），由于神经细胞的死亡导致大脑不断萎缩，但这个变化过程各有一段时间。因此，到痴呆症的症状开始显现的阶段时，神经纤维变质和大脑萎缩已经发展到相当严重的程度。而现代科学在有关阿尔茨海默病的根本性治疗方法和药物研发上尚未取得突破性的成功。

通常，起因于阿尔茨海默病的阿尔茨海默型痴呆症患者最典型的症状,就是出现显著的记忆障碍,并给日常生活带来各种影响,而本人"没有患病的自觉意识"。同时,阿尔茨海默型痴呆症患者中,也有不少人呈现莫名其妙的毫无忧虑的开朗表情,但是也有人抱有较强的抑郁倾向,自诉强烈的焦虑情绪。

由于阿尔茨海默型痴呆症患者自身"没有患病的自觉意识",无法理解周围的情况和身边人们的想法,完全按照自己的想法和思维说话和行动,会使包括家人在内身边的人们因此而备受困扰。但是换一个角度来思考,如果还有力量使其他人陷入困境,证明他还较有精力。而专业的、优质的介护工作,意味着即使当事人有些思维混乱,也尽可让这种有精力的状态得到维持。

这是由于阿尔茨海默病本身是一种进行性的脑部疾病,初期阶段会出现一些语言表达的自相矛盾,或者走来走去坐立不安的症状,而给周围的人带来麻烦,但随着病情逐渐加重,语言交流,甚至是站立、行走、进餐等都会变得困难。因此,从介护角度来说应该充分理解这种不安稳的症状时期还是疾病初期精力最充沛的阶段。

毋庸置疑,阿尔茨海默型痴呆症介护过程中与医疗的合作非常重要。不过,这种医疗与介护合作的目的,应该是为了尽量恢复介护对象"自己本来"的生活,用药是为了稍微稳定一下其情绪,并不是为了消除生活困扰或不便。如果为了更便于进行介护而让介护对象服下过度的药物,将导致其身心功能过早衰退。因此,开展介护时,需要注意在兼顾安全问题的同时,最大限度地尊重患者的身体功能、精神功能和生活功能,并充分发挥其现存功能的作用。

2. 血管性痴呆症

血管性痴呆症是由于脑梗死或脑出血等脑部血管堵塞或破裂导致的痴呆症。故而血管性痴呆症患者会因其脑部的血管出现问题的部位、程度、堵塞或破裂等情况,呈现出截然不同的症状,具有相当鲜明的多样性。

同时，脑血管系统的疾病，多与糖尿病、高血压病等生活习惯病有着密切的关联，和阿尔茨海默型痴呆症患者相比，该病多发于男性，且发病年龄多为 60～70 岁中期，具有相对年轻的倾向。此外，血管性痴呆症也不仅是曾经爆发或血管堵塞或破裂的，同时也有像腔隙性脑梗死（lacunar infarction）等由于微栓塞缓慢发展造成病情恶化的疾病。

与阿尔茨海默型痴呆症那种单向通行式、渐进式发展的特点相比，血管性痴呆症的典型特征之一是阶段性的恶化，另外与阿尔茨海默型痴呆症有所不同的是血管性痴呆症伴随身体瘫痪、语言障碍、吞咽障碍等身体症状。精神功能方面，与阿尔茨海默型痴呆症患者表现出来的全面减退相比，血管性痴呆症患者的"明白的、不明白的""做得到的、做不到的"的事情界线分明。因此，想当然地用"反正你也不明白"或者"反正你也记不住"的态度对待血管性痴呆症患者，如果恰好其理解能力或记忆力超出了预测正处于良好状态，就可能惹恼对方。当然，对方也可能清楚地记得你曾经发怒或惹恼自己。

与此同时，血管性痴呆症患者的另一个特征是伴有"情感失禁"。具体表现包括可能会因某些小事而感动流泪，显示出高兴或悲伤的情绪；同时也会为一点微不足道的小事而发怒。如果能够理解这些并非出自其原有的性格，而是疾病的症状之一，在接触的过程中自然就可以消除"怪人"或者"不正常的人"的偏见。

开展血管性痴呆症介护的过程中，基于维持和提高现存功能的观点，原则上应尽可能使其"能做到的都自己做"。另外，虽然属于老年期，但因脑血管系统疾病而倒下的年龄段大多在 60 多岁和 70 岁前半期，即相对年轻的时期，所以这种方针会比较有效。

3. 路易体型痴呆症

日本在介护临床中开始较多见到路易体型痴呆症病例还只是近些年的事，而其中很多介护对象都被贴上了"难缠"的标签，也是一般介护中存在的现实情况。

其典型特征是出现相当明显的幻视和幻听，每天的认知程度都有剧烈的变化，"做得到的时候"和"做不到的时候"之间存在巨大的差异。单纯从交谈的情况看不出存在记忆障碍，更容易给人留下"讲偏理"或者"能说会道"的印象。有时也会出现脚下不稳等类似帕金森病的症状。其实这也很好理解，因为这种疾病的致病物质，即我们称为"路易氏体"的异物，积存在脑干即导致帕金森病，积存在大脑即导致路易体型，作为疾病本身两者就比较类似。另外从治疗的角度来说也是如此，路易体型患者不是对药物有过度反应就是完全无效，调整起来比较困难。

这种疾病在20世纪70年代由日本的医生首次发现，其诊断和治疗的历史都相对较短。另外从实际情况来看，截至不久前路易体型患者在老年介护临床中也几乎没被发现。因此在日本的介护工作中对该病的认知度相对较低，所以较多的情况下，没被认识到难对应是起因于疾病症状，而被看作是"不正常的人"或"难缠的人"。

从这个意义上来说，介护方法的思路需要根本区别于阿尔茨海默型痴呆症患者的介护。也许因为路易体型痴呆症患者的明显疾病症状是出现幻听和幻视，所以即使没有受到某种外部刺激，也会突然出现不高兴、易怒等情况。而且认知程度剧烈变化，不能控制自己的情绪，有时甚至会毫无理由地对其他的介护对象或介护人员表现出攻击性反应。因此难以和其他的介护对象等周边的人友好相处，容易陷入孤立的状态。但是，如果由于看起来很孤独而勉强要求其与其他人相处，会进一步造成其精神状态不稳定，加剧孤立状况，但实际上其内心还是会因孤立而感到寂寞。

阿尔茨海默型痴呆症患者的大多行为，属于"刺激—反应"模式，只要介护人员和其他介护对象不勉强要求其做自己不情愿的事，就不会有太多的冲突，可以和其他人和平友好地相处。但是，如前所述，路易体型痴呆症患者的行为不属于"刺激—反应"模式，而是因源于大脑内部的刺激而造成与周边发生冲突，所以有时容易影响与其他人共同生活。

对于路易体型痴呆症患者的介护，最重要的是尊重每个人的特殊性，不勉强要求每个人都参与集体活动，不要求和所有人关系融洽。其实这并非意味着其讨厌与别人相处，只不过是由于无法友好相处而造成的结果而已，如果使其过于孤立也会造成相反的效果，所以保持一种不远不近、恰到好处的距离感并时刻保持关注即可。

路易体型痴呆症患者的特征之一，就是不仅认知功能，身体功能方面在不同的日子里也会有很大的变化。例如穿脱衣服、进餐，包括步行和立位等也有明显的"能做到的日子"和"做不到的日子"之分。其中很多时候并非由于想要偷懒或撒娇耍赖，更多的是受到当天本人的身心状态的影响。换句话说，路易体型痴呆症患者的"能做到"或是"做不到"是不固定的，如果认定这个他能做到，或那个他不能做到都是不准确的。应该充分理解"能做到"和"做不到"的不同侧面同时存在，鼓励其尽量朝着"能做到"的方向努力，而做不到的时候，就在"做不到"的前提下进行必要的介助，这样可以避免给对方过度的精神压力，也不会因此破坏良好的人际关系。

造成痴呆症的根本原因是脑部的疾病。即使并非十分严重，但如果感到某些介护对象的介护比较困难，还是需要建议其接受专科医生的诊断，通过相关方面的合作，进行有针对性的处理。

4. 其他

以上就三种具有代表性的痴呆症及其介护方针进行了说明。但是,开展老年痴呆症患者介护时还必须注意的一点,就是即使被诊断为老年痴呆症患者,也并非意味着其单纯归属于其中一种疾病,只表现出该疾病的典型症状。从实际案例来看,显示出阿尔茨海默型痴呆症和血管性痴呆症的混合状态、或者阿尔茨海默型痴呆症和路易体型痴呆症混合状态的患者并不少见。就算是诊断时的病名为"阿尔茨海默病",也并非所有介护对象都呈现同样的典型症状。当然应该尊重医生的诊断,但与此同时介护工作人员也需要充分理解这些疾病的典型特征。

此外,除了上述三种以外,引发痴呆症的成因疾病中为人们所熟知的,还有"额颞叶变性"所造成的痴呆症。该病以往多被称为"皮克病",根据主要的病变部位在脑部的不同位置,被细分为额颞叶型痴呆症、进行性非流利性失语症、语义性痴呆症。具体内容请通过专家撰写的书籍等加以核实。

引发痴呆症的脑部疾病本身的治疗等内容,当然应该交由专业的医疗人员来进行。但是对于那些由于痴呆症而出现异常言行的介护对象,介护人员绝不能简单地当成"怪人""不正常的人"来看待,关键在于要具有痴呆症相关疾病的知识,充分理解疾病的典型特征和进展过程。就是说,理解其造成异常言行的成因疾病,才是开展有科学根据的介护的前提条件。

三、核心症状不同于 BPSD——着眼于现存的积极性和能力

由于疾病给大脑功能造成的影响，老年痴呆症患者原本理所当然就能够做到的事情变得不再理所当然。对于那些通常被我们认为是基本常识的事情，无法准确地理解，并由此给基本的社会生活带来影响。另外患上痴呆症的人还有一个特点，就是自己并"没有患病的自觉意识"。作为当事人，老年痴呆症患者自身无法充分理解自己因为脑部疾病影响了日常生活，或者处于需要其他人来照顾的状态等。

在与老年痴呆症患者相处的过程中，无论是指责其言行的错误，还是试图进行某种能力康复方面的训练，绝大多数当事人其实并不能真正理解其理由。因此，介护人员越是纠正其错误，越容易被当事人认为是被强迫的，这种不情愿的情绪会不断积累。这种当事人与家人或介护人员之间"愿望"的偏差，将会导致老年痴呆症患者与周边的人际关系恶化。

但是，对于老年痴呆症患者的症状，需要将源于脑部疾病造成的"记忆障碍""感知障碍""失认与失行""执行功能障碍"等"核心症状"，以及由此衍生的"行为和精神症状（BPSD）"区分开来考虑（图6-1）。其中对于引发痴呆症"核心症状"的疾病，在根本的治疗方法上仍未实现突破，无法达到现代医学中所谓"治愈"的状态。但是，分析痴呆症的行为和精神症状相关的发生机制，可以看出其具有痴呆症本人所处的状态以及由此而产生的心理反应的两个侧面（图6-1）。换一个角度来说，如果当事人所处的状态，精神压力

较少,同时健康方面也受到足够的照料,再加上接受良好介护服务的生活环境,就有可能延缓痴呆症的进展,减轻行为和精神症状。

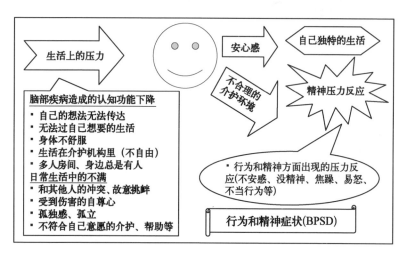

图 6-1　老年痴呆症患者显示的行为和精神症状(BPSD)的背景

正是因为如此,在痴呆症介护中,要提供以介护对象为主体的介护服务,关键在于充分发挥当事人自身所拥有的能力,帮助其度过符合自身情况的生活,享受自己的人生。而具体的方式,就是介护时,不要只盯住其"做不到的"和"已经丧失的能力",而是找出尚存的现存能力和积极性,并努力去理解其以往的人生经历。

四、想象痴呆症患者的世界开展介护工作——关注"情感"和"想法"

　　介护人员在与老年痴呆症患者相处的过程中感到困惑,觉得"困难"的最大理由,就是同样的事情不断地反复发生,刚刚发生过的事情马上就被忘记等(比如,饭后非说"还没吃饭",明明待在家里非说要"回家去"等)。但是,这种言行其实是由于"记忆障碍"、"执行功能障碍"和"失认与失行"等痴呆症的核心症状而导致的衍生症状,并非其主观故意,所以只能接受这种现状。

　　要理解老年痴呆症患者的心情和行为,必须要与每个患者的"心情"产生某种共鸣。如果某位生活在介护机构里的老年女性,一到傍晚就开始焦虑不安,嘴里念叨"孩子肚子饿了,得快点回家",我们的头脑中应该能够想象得出,她出现记忆混乱,分不清过去和现在,就像当年做母亲的时候那样担心孩子们的心情,在情感共鸣的基础上理解并与之相处。虽然早已退休不再工作,年过八十的老年男性患者,某天早上突然喊着"糟了,上班要迟到了"而手忙脚乱,其实这也并非出于误会或谎言。因为在他的头脑中,那一瞬间,过去的某种叫做"糟了"的情感突然重新浮现,让他开始陷入慌乱情绪而已。这两种情形中,他们所处的情景和说出的话语并不相符,但他们的心情本身却是绝对"认真"的。

　　从痴呆症引发的智力功能障碍来看,其精神领域的功能其实并非一下子全面衰退。记忆新的事物、抽象思维能力,以及制订计划按顺序完成某件事情等方面能力的确会显著下降。但感情方面的接受能力和表达能力,即使是患上痴呆症以后也会相对容易维持,其中包括"高兴""悲伤""寂寞""痛苦"和"愤怒"等情感。

因此,虽然老年痴呆症患者可能无法完全理解对方的话的意义和内容,但对方是尊重自己,还是把自己当傻瓜看不起自己,这一点是完全能明白的。如果在和老年痴呆症患者接触的时候没有足够的基础知识,很容易单纯从言行前后矛盾、说话不合逻辑,认为"老年痴呆症患者=痴呆"。可是现实中与老年痴呆症患者接触就会发现,其实他们对于自己所"不喜欢的"和"不能接受的"都知道的,只不过无法解释清楚"为什么不喜欢"和"为什么不能接受",因此有时候才会用态度和行为直接表达出他们的"不喜欢"和"不能接受"而已。这也是"抵触介护服务"行为的原因之一。

在与老年痴呆症患者相处的过程中,关键在于不仅是语言的沟通和交流,包括表情、态度、举止等在内,作为一个人的所有沟通渠道都需要做出努力。所以,在接触时需要注意要保持眼神的交流和温柔体贴的态度。

五、从出手介护到默默守护——日常生活动作中观察的重要性

痴呆症患者的记忆并不会一下子全面衰退。当然,根据疾病的种类和状态会有所不同,最典型的是脑血管系统疾病导致的痴呆症,正如被称为"斑驳痴呆"一词所表现,其"缺失的理解"与"清晰的记忆"部分,呈现出相当鲜明的对照。其他成因疾病导致的痴呆症,也有这种状态较好的能力与早期阶段就开始出现障碍的能力并存的矛盾现象。

其中相对来说保持较好的是程序记忆[①],即伴随某种身体动作的记忆能力。具体来说,比如,伴随洗脸的动作、吃饭的动作,或者穿衣服时伸手套袖子的身体动作等。同时,或许是由于和这些动作性记忆有一定的关联,比如做饭、洗碗、打扫等家务劳动,即使痴呆症发展到一定程度,只要有人在旁边守护,不少人也能完成。此外唱歌等相关的反应也是如此。某些平时甚至不能正常对话的痴呆症患者,只要音乐的旋律响起,就能准确地唱出歌词。

与此相反,容易在早期阶段丧失的能力,包括计算、逻辑思维等抽象思维能力。另外各种物品的名称、不十分熟悉的工具的操作等,也是容易在早期阶段丧失的能力。通常,伴随老年人的增龄,会出现记不住新东西,即所谓识记能力降低的问题,但痴呆症患者不是识记能力降低,而是记不住新近的事物和正在发生的事情,即所谓记忆障碍。当然这并非意味着痴呆症患者什么都不记

①　通常指包括骑自行车、游泳等与身体记忆相关的各种动作。

得了。即使记不住具体的事件本身,伴随情感方面的印象(比如这个人很亲切,和他在一起很愉快等记忆,或者相反这个人让自己做不喜欢的事等记忆),还是能够充分理解的。

因此,为老年痴呆症患者提供支援时,需要找出其现有的能力和已经丧失的能力,尽可能让其自己能做的事情自己做,而对于已经丧失的能力则以不易察觉的方式给予补充,重要的是使其保持对生活的喜悦和自信。另外,介护对象本人觉得"自己也做得到",将有助于提高对生活的自信。而且如果这些事情是活动身体的日常生活动作,让他自己做也会成为在生活中的一种康复训练。

反之,如果介护人员在相处中按照"痴呆症=什么都做不了的人"去理解,可能会使痴呆症患者逐渐丧失自信,或者干脆什么都不做,每天只是无精打采地发呆,这也会不断加剧痴呆症的恶化和身体功能的下降。因此,在日常生活中通过情感共鸣的方式仔细观察和体会介护对象的身体功能和日常生活动作,充分了解和把握其自身所拥有的能力十分重要。

作为一个人,"活着"并非仅仅意味着"吃饭""睡觉""排泄",而要"活得像人"。人是一种社会性动物,通过人与人之间的关系,寻找自己的角色与定位,并因此拥有满足感。这是任何一个人,无论是痴呆症患者,还是长期卧床需要介护的老年患者,每个人都拥有的基本诉求。

同时,在与痴呆症患者相处的过程中,要学会换位思考,以及用痴呆症患者容易理解的方式进行沟通与交流。例如看着对方的眼睛,了解对方理解的程度,细致周到地应对。而要实现良好的沟通效果,关键在于不能单方面地"说",仔细"倾听"的态度也非常重要。即使是对方说出的话不合逻辑,也能从中了解其想法和情感。

另外,老年痴呆症患者中也有不少耳背或者眼神不好的人。要和这些记忆力和理解能力不断衰退的老年痴呆症患者更好的交流,不能单靠语言,有时候可刺激其五官,轻轻触摸一下手臂,握一下手,都会很有效果。关键是要注意仔细观察,了解视觉和听觉的状态和障碍的情况,给予必要的照顾。

第七章

介护与生活支援技术演练
——案例演练

本章的目的,是根据前面学习到的知识和技术,分别按照设定的不同状态的介护对象案例,理解并掌握系列生活支援技术的流程与技巧。

通过案例分析出介护对象本人所具有的心理和身体能力无法充分发挥的原因所在,对适用技术进行探讨和实际演练,找出支援技术上的问题,加深对有计划地展开介护工作的综合性支援流程的理解。

<演练流程>

1. 下面共设计了三个具体案例。

2. 分析捕捉案例中介护对象所处的环境、现在的状态和情绪、家属的心情等整体情况。

3. 按照设定介护服务中的要点,进行实际演练。

4. 每个案例分别设定了 1～2 个场景。

在日常生活中的移动、排泄、更衣和家务等场景中,根据"自理支援""安全安心"和"维护尊严"的原则开展介护工作。

请结合提示的介助注意事项,思考具体的介护方法。

5. 找出应提供的支援课题,并思考具有科学依据的介助方法。

6. 实际演练后,总结难点,整理归纳各种生活支援技术中存在的问题。

7. 分别对各案例进行总结。

8. 为了理解评估工作的意义和观点,对各个案例中的生活行为和生活动作,把应检查事项及注意事项进行整理归纳。

9. 回顾各个案例的整体情况,对今后可能面临的问题等进行预测。

【演练案例 1】

> 老人 A　85 岁　女性　现入住敬老院

老人 A 一直独自生活在自己长期居住的家中,但从 80 岁前后开始,A 健忘症状逐渐加重,再加上长期罹患的糖尿病病情恶化,3 年前开始入住敬老院。

在敬老院生活期间,A 步行能力减退,造成多次摔倒并骨折,现在长期卧床。

日常生活状态

(1) 疾病名称:糖尿病、阿尔茨海默型痴呆症

(2) 既往病史:右上臂骨折(某年 5 月)左大腿骨骨折(同年 12 月)

(3) 老人 ADL:移动—全介助　使用可倾斜靠背轮椅

　　　　　　　左上下肢挛缩逐渐恶化

移位—采用 2 人介助,水平移动

　　　每 2 小时变换一次体位　使用气垫及三角垫(预防压疮)

进餐—粥、搅拌器搅碎　全介助

　　　饮水介助使用口吸小壶

排泄—无自主尿意便意　使用尿布

入浴—使用特殊浴槽　全介助

仪容仪表—更衣、口腔介护(无牙、全义齿)　全介助

沟通—听力障碍,右耳稍好,对问话有一定的反应

　　为长期卧床介护对象提供介护服务时的注意事项

　　（1）应细心观察，对于介护对象"能做到的"和"做不到的"能力进行合理准确的评估，并实现工作人员之间对相关信息的共享。

　　（2）充分理解每个人的疾病状况和障碍的程度，在此基础上思考符合介护对象情况的介护方法。

　　（3）不仅进行语言沟通，同时灵活应用身体接触等非语言沟通的手段，努力建立使介护对象放心的信赖关系。

　　（4）充分照顾到介护对象的偏瘫、疼痛、障碍等情况，开展安全、舒适、体贴的介护工作。

　　（5）思考介护时的步骤、动作和姿势，避免给介护人员带来过重的负担，并根据需要灵活选择使用必要的福利用具。

　　（6）为无法表达诉求的长期卧床等介护对象等进行介护时，在介助过程中需要同时细致观察其状态，发现异常情况时，应及时与医生和护士联系，妥善对应。

　　生活支援技术演练

　　请根据下面两个具体的介护场景进行演练。

　　＜演练场景1＞　更换尿布

　　老人 A（85岁、女性）呈仰卧位躺在床上。现在是定期更换尿布的时间，更换尿布后，请介护对象恢复仰卧位躺在床上休息（图7-1）。

　　（介助时的注意事项）

　　1. 介护前先告知，并观察其反应和表情。

　　2. 即使难以用语言应答

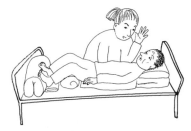

图7-1　更换尿布：告知并征得同意

的介护对象,也需要明确告知介助的内容,并努力征得本人同意(努力沟通)。

3. 注意保护介护对象的隐私。

4. 准备所需物品,检查介护环境是否安全。

5. 理解并尊重介护对象本人的难为情的心理和自尊心,注意介助时的言行。

6. 考虑挛缩和疼痛因素,介护时尽量避免带来痛苦。

7. 观察包括会阴部和臀部等全身的皮肤状态。

8. 不仅限于排泄物的处理时,介助时也用暖和的毛巾等进行擦拭,以保持身体清洁。

<演练场景中的介护要点>

(1) 告知介助的内容,征得同意

- 着眼点与注意事项
  - 观察表情
  - 准备所需物品
  - 恰当的周围环境

(2) 脱下尿布(图 7 - 2)

- 着眼点与注意事项
  - 注意保护隐私
  - 呈侧卧位
  - 清洁会阴部和臀部
  - 注意挛缩和疼痛

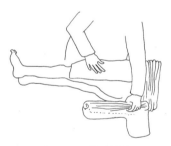

图 7 - 2　脱下尿布

(3) 垫上干净的尿布,返回仰卧位

粘贴好尿布(图 7 - 3)

- 着眼点与注意事项
  - 对准中间线
  - 上端对准髂骨

- 确保腹股沟能自由活动
- 避免腹部压迫过紧

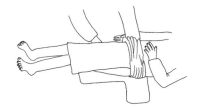

图7-3　换上干净的尿布

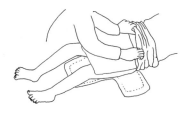

图7-4　贴好尿布,整理好衣服

（4）整理好衣服,返回舒适的体位（图7-4）

- 着眼点与注意事项
  - 查看衣服是否有褶皱
  - 仰卧位的舒适体位

演练场景1是更换尿布。在进行排泄介护的场合,虽然面对的是长期卧床的老人A,但仍需要充分照顾到介护对象难为情的心理情绪,这同时也是保护介护对象尊严所应有的态度。虽然老人A无法用语言表达自己的情感,但是在日常介护中仍需要尽量注意用语言沟通,鼓励引导其用更丰富的表情表达自己的情绪。为此不仅需要体贴温柔的问候,适当的抚摸,同时在介助动作中也尽可能促进其关节活动度维持一定的活动。另外,介护人员需要掌握应用身体力学开展介助的技巧。介护时动作过度,单靠使蛮力,不仅可能引发事故,给老人A带来痛苦,同时介护人员自身也可能由此造成腰部损伤,需要充分注意。

<＜演练场景2＞　穿脱衣物>

老人A躺在床上。由于刚才进餐时弄脏了睡衣,请在卧床状

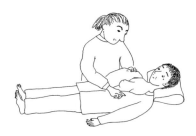

图 7 - 5　更换上衣：从健侧
开始脱下

态下更换睡衣(睡衣为前开式)(图
7 - 5)。

(介助时的注意事项)

1. 告知老人 A 介助的内容,核实已理解并征得同意。告知时应注意合适的沟通方式,声音要洪亮,语速要慢。

2. 检查室温和环境等是否合适。

3. 照顾老人 A 的难为情心理,尽量减少身体裸露。

4. 有偏瘫或疼痛情况时,从健侧开始脱下,患侧开始穿着。

5. 即使多花时间,对于本人能做到的部分,也要鼓励其自行完成。

6. 利用更衣的间隙观察皮肤状态。

7. 清洗处理好弄脏的衣物。

8. 完成更衣后查看老人 A 是否确实处于舒适的体位。

<演练场景中的介护要点>

(1) 告知介助的内容,征得同意

- 着眼点与注意事项
  - 介护者位于健侧
  - 观察表情
  - 恰当的周围环境
  - 检查所需物品

(2) 更换上衣(图 7 - 6)

- 着眼点与注意事项
  - 注意保护隐私
  - 脱健着患的原则

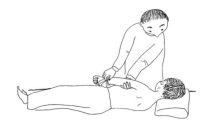

图 7 - 6　更换上衣：从患侧开始穿上

- 是否有本人能做的部分
- 注意挛缩和疼痛

(3) 更换裤子(图 7 - 7)

- 着眼点与注意事项
  - 注意挛缩和疼痛
  - 能否自行抬起腰部

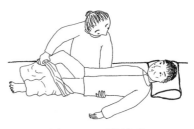

图 7 - 7　更换裤子

(4) 整理好衣物,返回舒适的体位

- 着眼点与注意事项
  - 观察是否有疲惫感、皮肤的状态
  - 拉平衣服以防褶皱
  - 收拾并检查换下的衣物

<u>演练场景 2</u> 是穿脱衣物。此次案例设计的是在床上卧床状态下进行更衣。这种情况下,前开式衣物对于接受介助的介护对象负担也相对较少。老人 A 的左上下肢挛缩比较严重,根据"脱健着患"的原则,要求上衣先从右侧袖子开始脱下,左侧袖子穿上(下身也一样)。介助后还要查看衣物是否还有褶皱,观察是否还有不舒服的地方。对于长期卧床状态的人来说,衣物褶皱磨蹭皮肤,容易引发压疮。同时,即使是这种情况下,也不要因为是全介助而放弃努力,应该是积极发现老人 A 是否有自己"能做到的部分"。

老人 A 的案例考察

老人 A 在阿尔茨海默型痴呆症病情不断加重的过程中多次摔倒、骨折,导致处于长期卧床的全介助状态。现在几乎所有的生活行为都需要经由介护人员之手来进行,所以主要生活在床上。到了这种类型的全介助状态,大多容易变成按照介护人员的节奏被动接受介护。因此,像老人 A 这样无法主动进行语言沟通,提出自己意见的人,可能一整天都没有机会和人说话,一直躺在床上仰着头发呆。这会进一步使介护对象丧失精神活力,同时也使手脚的挛缩等不断加剧。

　　要防止这种需要介护状态的进一步恶化,只要介护对象身体状态不坏,就应尽可能鼓励其每天离开床进行适当的活动,还应注意观察其表情,并勤与介护对象沟通。在此基础上鼓励其参加简单的娱乐活动或者是集体活动等,为其生活增添活力提供相应的支援。

《演练后的讨论》
演练的难点有哪些? 通过讨论整理出今后的待决问题。

《查一查》
Q: 介护瘫痪卧床老人时的有效福利用具有哪些?

【再次核实项目】
哪些部位容易发生压疮。
预防压疮的舒适体位等。

【演练案例2】

老人 Y　80岁　男性　现入住敬老院

　　老人 Y 是个性格温和的人,一年前因脑梗死而病倒,留下了左半身偏瘫的后遗症,无痴呆症,现正在老人院度过着平静的生活。他积极地接受康复训练,希望提高步行能力,有机会重新回到自己家中安度晚年。

日常生活状态

（1）疾病名称：脑梗死、高血压病。

（2）功能障碍：左侧上下肢偏瘫。

（3）ADL：移动—短距离移动需要步行介助或手杖　通常使用轮椅（可自行使用）

进餐—右手自行进餐

入浴—利用悬吊式升降机入浴　部分介助

排泄—如厕介助（使用康复专用尿布）

穿脱—部分介助　使用右手穿左边袖子

口腔介护—全义齿　全介助

（4）康复：立位动作　步行训练　每周4次

老人Y的心情、今后的支援方针

老人Y是左侧偏瘫，但无痴呆症且积极主动地参与康复训练。家属也希望他在可能的情况下回家安度晚年。

虽然在生活动作的很多方面需要介助，但本人性格积极乐观，主动参与各种活动。应充分发挥这种积极性，尽可能发挥现存的能力，并摸索更多能够自行完成的部分。

为偏瘫介护对象提供介护服务时的注意事项

（1）评估日常生活活动（ADL）的状况并在此基础上考虑相应的介护。

（2）在介助过程中细致观察，检查每一个动作确保安全。

（3）随时随地查看介护对象的身体状况，避免过于勉强的动作。

（4）摆放用具和物品时充分考虑健侧的右手使用方便。

（5）找出现存的能力，并在介护的过程中尽可能想办法充分发挥这些能力的作用。

（6）与康复人员等其他专业的人员相互合作，以维持并提高老人 Y 的现存能力为介护目标。

生活支援技术演练

请根据下面两个具体的介护场景进行演练。

<演练场景 1>　从轮椅到床的移位

老人 Y（80 岁、男性）午餐结束后，返回到房间。他表示想回到床上稍事休息。请进行从轮椅到床的移位介助。

（介助的注意事项）

1. 向老人 Y 告知介助的内容，核实已理解并征得同意。

2. 将轮椅置于合适的位置。

3. 从健侧开始，并在介助时充分利用老人 Y 自身的能力。

4. 应用身体力学原理进行介护。

5. 注意适当地进行语言交流，消除紧张情绪。

6. 移位后查看是否确实在床上坐稳。

<演练场景中的介护要点>

（1）告知将移动到床上，核实已理解并征得同意。

（2）将轮椅置于合适的位置（图7-8）。

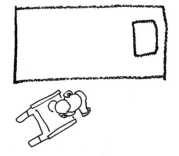

图 7-8　轮椅置于合适位置

● 床与轮椅呈 15°～20°角（斜方接近法）

● 降低床的高度

● 检查轮椅是否闸好

（3）介护者用自己的上半身支撑老人 Y 的上半身，护住偏瘫一侧，帮助其站起（图7-9）。

- 防止膝部弯曲,保证站立稳定
- 固定腰部
- 保持语言交流避免情绪紧张

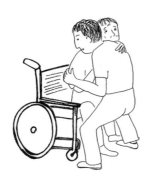

图 7 - 9　介护者帮助老人站起

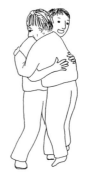

图 7 - 10　旋转

（4）看好站立位置,以健侧下肢为轴（图 7 - 10）旋转腰部并放下,使其坐在床上。

- 屈膝,和老人 Y 一起放低腰部

（5）查看坐位姿势是否确实稳定（图 7 - 11）。

<u>演练场景 1</u> 是从轮椅到床的移位。生活支援的过程中,移位和移动介助是每天都要重复多次的辅助动作,对于老人 Y 自身来说,每天重复多次站起和坐下的动

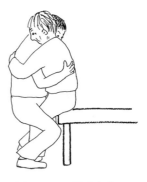

图 7 - 11　帮助老人
坐在床上

作,也是日常生活中的一种康复训练。由于老人 Y 属于部分介助,所以介护者搭把手做一些支撑身体的动作,就可以借助其现存的能力实现移动。一方面充分利用健侧的力量,护住患侧,并利用自身的能力移位,同时要注意让老人 Y 自己也充分理解这一系列动作流程。因此,介护者需要了解身体力学的原理。

单靠介护者的蛮力抬起介护对象的身体进行旋转动作,不仅会使介护对象对介助方法产生恐惧心理,而且还有造成摔倒等意外事故的风险。另外介护者自身在介助时用力过猛,也会给自己造成腰痛等损伤,需要特别注意。

┌─────────────────────────────────┐
│　　　＜演练场景 2＞　　协助步行　│
└─────────────────────────────────┘

今天天气很好,身体状态也很平稳,老人 Y 希望能去介护机构的庭院里散步,顺便进行手杖步行的训练。请进行手杖步行介助。

(介助时的注意事项)

1. 了解本人的愿望,并说明要介护内容,核实已理解并征得同意。

2. 查看老人 Y 的身体状态。

3. 进行步行介助时,介护者立于介护对象的患侧(左侧)斜后方。

4. 如果需要,就支撑患侧手臂,另一侧手扶住腰部支撑身体。
(注意观察,仅在需要的情况下提供介助)

5. 检查散步途中是否存在障碍物等危险因素。

6. 步行过程中通过搭话打拍子调整步行的节奏。

7. 事先准备好轮椅,并查看好途中便于坐下来休息的地点。

8. 散步结束后,向康复工作人员汇报当天步行的情况。

＜演练场景中的介护要点＞

(1) 查看身体状态,告知介助的内容,并征得同意(图 7 - 12)。

● 事先检查好机构的庭院里是否有障碍物、危险的场所等。

● 查看好是否有途中可坐下来休息的场所。

● 健侧右手持手杖。

● 事先准备好轮椅。

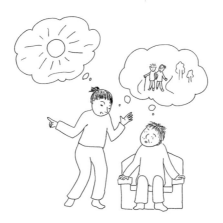

图7-12　核实并征得同意

（2）介护者立于介护对象的患侧（左侧）斜后方。

● 支撑患侧手臂，另一侧手扶住腰部，支撑身体（图7-13）。

（3）介护对象先将手杖伸向斜前方。

（4）然后将患腿（左腿）伸出向前迈一步（图7-14）。

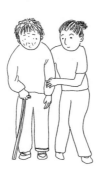
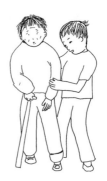

图7-13　介护者于介护对象患侧斜
　　　　 后方支撑介护对象

图7-14　先向前
　　　　 迈患腿

（5）最后迈出健腿（右腿）向前（图7-15）。

(6) 按照一定的节奏向前走(图7-16)。

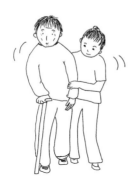 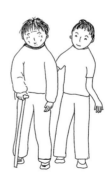

图7-15　然后迈　　　图7-16　介护对象脚步很稳,
　　　　　出健腿　　　　　　　　介护者可放开手

- 按照手杖→左腿→右腿的顺序
- "1,2,3"出声打拍子
- 查看好前方是否有障碍物
- 如果脚步很稳,就放开手,在一旁守护即可。

(7) 随时询问是否有腿疼或不舒服的情况(图7-17)。

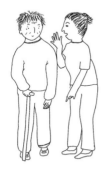

图7-17　随时询问

演练场景2是使用手杖协助步行。通常使用轮椅进行移动的老人Y,积极参与康复训练,步行能力也在逐步提高。和在康复室里进行的步行训练相比,边散步边在院子里步行,同时也有助于转换情绪,提高活动的积极性。需要注意的是介护者不要干预过度,但又不放松视线,提供安全的帮助。在协助步行时,还需要事先检查,查看好是否有危险的地方,有哪些途中可以坐下来休息的地方。同时还应预测可能发生的情况,准备好轮椅,便于在身体状态或步行状态出现问题时能够及时对应。

老人 Y 的案例考察

老人 Y 是左上下肢偏瘫,为了能够从敬老院返回家中,他以积极乐观的生活态度,努力参与康复训练。提供介护的人员应充分理解老人 Y 的心情,并提供相应的帮助。从介护的整体内容来看,虽然是偏瘫,但有很多动作仅需部分介助就可以完成。在介护过程中不仅需要充分利用老人 Y 现存的能力,同时还应注意仔细观察,努力发掘其潜在的能力。

《演练后的讨论》

演练的难点有哪些? 通过讨论整理出今后的待决问题。

《查一查》

Q:为了让偏瘫介护对象独立移位或移动,支援时需要注意哪些事项。

【再次核实项目】

身体力学的基本原理是什么?

【演练案例 3】

老人 O 88 岁 女性 痴呆症 在家独居

老人 O 年轻的时候就是个很能干的人。和住在附近的儿子一家分别居住,十多年前丈夫去世后一直一个人生活。但是两三年前开始,阿尔茨海默型痴呆症病情发展较快,现在不仅几乎每天都要去日托服务中心,还需上门介护员(家庭介护员)每周 3 次到家里提供生活支援。通过儿子一家的支援和帮助及家庭介护员上门帮助收拾打扫房间或者帮助做饭,老人 O 享受着平静安稳的生活。

日常生活状态

(1) 疾病名称:阿尔茨海默型痴呆症。

(2) ADL:移动—可独自步行

仪容仪表—需要引导到洗漱间,需要帮助管理义齿(夜间)

穿脱—需要准备衣物、从旁守护、做相应的指示

进餐—自行进餐

　　　需要进行餐后的服药介助、提醒刷牙和相应的引导

排泄—如厕

　　　有自主尿意便意,时有失禁

入浴—洗澡、洗头需要半介助

(3) IADL:烹调—可以切碎食材,完成摆盘和摆桌等简单的部分。

洗衣服—能手洗衣物,但不会使用洗衣机,所以通常由家属或介护员负责洗衣服。

能自己晾晒、叠好衣服。

购物—和家属或介护员一起外出购物时可以购买自己想要的东西。

财务管理—完全不能自理。

扫除—可以自行进行一部分,通常由家属或介护员负责进行。

(4) 认知能力:曾经向家属或介护员表示过丢失了存折、印章和衣物等。

在家中也时而会忘记身处何处。

有时会忘记丈夫已经去世。

时常说要回家。

老人 O 的想法、今后的支援方针

老人 O（88 岁、女性、痴呆症）腰腿还比较结实，如果能对日常生活动作给予相应的指示和在一旁守护，几乎可以不需要介助即可自行完成。但是，由于老人 O 本人对于自己的"痴呆症"没有认知，有时无法接受现实，有时还会有明明在自己家里却由于不知是自家而要求出去的情况。

帮助介护对象建立有规律的生活，逐步增加自己能干的事情和生活乐趣，使其平稳地度过家庭生活，这将延缓其痴呆症的病情加重。即使是痴呆症介护对象，和一味地接受他人的照料相比，自己能做的事情自己做，能保护自己的"自尊心"，维护身心的稳定。相反，如果用"痴呆症患者什么都不明白，什么都做不了"的态度对待他们，可能会招致痴呆症患者精神错乱，造成行为和精神症状进一步恶化。对老年痴呆症患者进行介护时，需要充分发现每一位介护对象所拥有的现存能力，为其找到自己的作用和定位，这才是最重要的支援方向。

因此，介护人员需要提供合理的支援，帮助老人 O 认清自己"能做到的"和"做不到的"，并在此基础上接受理解自己的现状，度过安全健康的生活。

为痴呆症介护对象提供介护服务时的注意事项

（1）充分理解老年痴呆症患者的特点，并在此基础上提供帮助。

（2）由于老人 O 本人对于危险的认知能力下降，所以介护人员应特别注意安全方面的问题。

（3）在注意安全问题的同时，能做到的部分由本人自行完成，会有助于增强自信，防止病情恶化，介护人员对此应有充分的认识。

（4）分清"能做到的"和"做不到的"，在环境条件和介助方法上下功夫，使其增多"能做到的"事情。

（5）对于老人O原本所拥有的个性和由于痴呆症造成的理解能力下降、混乱等，需要注意区别对待，出现一些小问题时，不要夸张强调，尽量保持自然姿态。

（6）思考如何创造更多的交流机会，培养生活中的兴趣爱好，通过各种活动增加生活中的人际交往。

（7）关注老人O本人无法做到的疾病和健康管理。

生活支援技术演练

┌─────────────────────────────┐
│ ＜演练场景1＞ 协助晾晒衣物 │
└─────────────────────────────┘

今天上门介护员（家庭介护员）来到老人O的家中进行扫除和洗衣的上门服务。老人O情绪很好，询问"我能帮点儿什么忙"。所以家庭介护员说"天气这么好，一起把衣服晾晒到外面去，好不好？"她很高兴地答应了。

（介助时的注意事项）

1. 家庭介护员将考虑到的晾晒衣物步骤进行说明。

2. 做好外出准备（整理仪容，查看好是否有不整洁的地方）。

3. 注意脚下安全（拖鞋等比较危险）。

4. 本人能做到的地方由本人完成，在一旁守护即可，避免下命令的方式。

5. 举起晾衣竿的时候，要特别注意脚下是否站稳。

6. 查看衣物是否已经用晾衣夹子固定好，以免被风吹走。

7. 补充老人没有做到或者没做全的地方，态度要自然，而且不让老人察觉到。

8. 最后不要忘记表示慰劳的话语。

＜演练场景中的介护要点＞

(1) 向老人 O 进行说明并征得其同意(图 7 - 18)。

- 着眼点与注意事项
  - 服装是否合适
  - 有无排泄
  - 情绪是否稳定

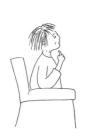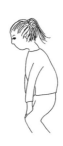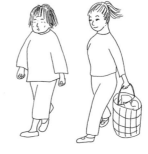

图7-18 进行说明并征得同意　　　图 7 - 19 步行移动到晒台

(2) 步行移动到室外的晒台(图 7 - 19)

- 着眼点与注意事项
  - 更换外出用的鞋子的时候准备能坐下的椅子
  - 晾衣筐由介护者拿着
  - 步伐要慢,配合老人 O 的节奏
  - 注意观察路上有无危险之处
  - 不让老人 O 离开自己的视线

(3) 在一旁守护,由老人 O 自己完成(图 7 - 20)

- 着眼点与注意事项
  - 注意举起晾衣竿时脚下是否安稳

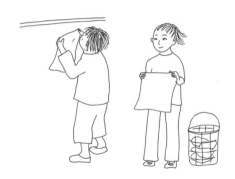

图 7-20   由老人自己完成

- 要晾晒的衣物一次只递出一件
- 配合衣物递上晾衣夹子,避免衣物被风吹走,夹子用不好的时候介护者可以协助
- 不让老人O离开自己的视线
- 保持对话交流,一起愉快活动

(4) 表示慰劳的话语

- 着眼点与注意事项
  - 补充老人O没做好的地方的时候,尽量自然不露痕迹
  - 愉快度过在院子里或室外的时光,返回房间。

《演练后的讨论》

演练的难点有哪些? 通过讨论整理出今后的待决问题。

《查一查》

Q1:较多的介护对象患有阿尔茨海默型痴呆症、血管性痴呆症、路易体型痴呆症,请查一查这些疾病及其症状的特点。

Q2:痴呆症的核心症状和 BPSD 症状各有哪些?

【再次核实项目】

● 老年痴呆症患者中,有的人会诉说"钱丢了""衣服被偷了"等完全没有事实根据的话,这样的表现是在什么样的心理状态下出现的? 请思考出现这种情况时老年痴呆症患者的心理状态和情绪,并一起讨论如何更好地对应和沟通。

老人O的案例考察

居家生活的老人O虽然患有痴呆症,但腰腿比较结实,如果有人在一旁守护和稍微协助一下,有多方面是自己能做到的。

上门介护员(家庭介护员)需要注意的是,老人O希望维持在自己家中的生活,需要协助的是营造一个更好的生活环境,以保障其平稳地度过这种生活。同时站在介护对象的立场上,想象患上痴呆症之后,老人O的生活有哪些困扰,本人是如何想的,有哪些愿望,理解她的每个行动意味着什么,这才是最关键的。

在这个案例演练中,重要的是站在介护对象的立场上理解"痴呆症介护"的意义。因此,首先要充分调查和理解引发痴呆症的成因疾病,了解这些疾病的基本症状和恶化过程、治疗方法方面的成果和现状,并在此基础上,按照痴呆症造成的各种认知功能障碍——由此引发的情绪和心理反应——本人对此反应和做出的行动——由此造成的情感方面的混乱等顺序去理解和思考。虽然从介护人员的角度来看,某些行为很奇怪,但本人是基于何种考虑和误解做出这些行动或反映的,在介护过程中也需要理解和体贴的态度。就是说,对于老年痴呆症患者的行为,不要一下子就武断地贴上"不正常"或者"古怪"的标签。

　　这个演练场景是协助晾晒衣物,和介护对象一起外出晾晒洗好的衣服。在各种不同的生活场景中,介护的着眼点都应该是介护对象和介护者"一起进行"。不仅是为了完成某个行为,更重要的是和工作人员或者其他介护对象一起做事而获得"生活意义"和"成就感",这才是日常生活中的重要因素。同时,"一起进行"也是对介护对象积极性的一种鼓励和促进,是实现其主体性的重要表现。即便是老年痴呆症患者,如果采取单方面的指挥或命令的口气,当然会造成对其介护者的抵触,更会损害本人的积极性。

　　从生活支援的角度为老年痴呆症患者提供介护服务,首先应该充分收集和掌握介护对象的人生经历、生活习惯等方面的信息,并随时观察介护对象的身体和心理状态,在此基础上提供相应的服务。

　　此次演练的过程中,针对洗涤、晾晒、收拾的步骤,分析和把握老人 O 能够具体参与哪些环节,参与到何种程度等也是介护的关键要点。